桂派名老中医·学术卷

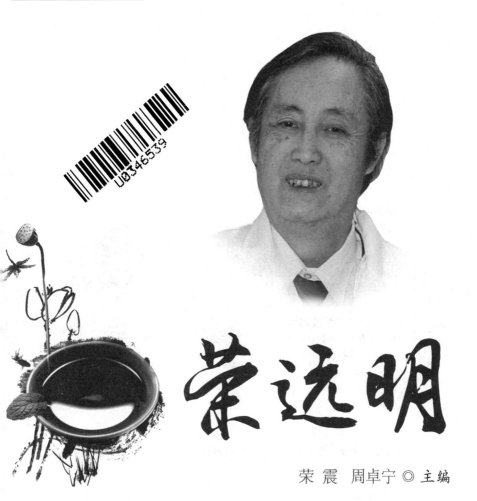

荣远明

荣 震 周卓宁 ◎ 主编

中国中医药出版社

·北 京·

图书在版编目（CIP）数据

桂派名老中医.学术卷.荣远明/荣震，周卓宁主编.—北京：
中国中医药出版社，2021.12
ISBN 978 - 7 - 5132 - 5200 - 3

Ⅰ.①桂…　Ⅱ.①荣…　②周…　Ⅲ.①中医临床—经验—中国—
现代　Ⅳ.① R2

中国版本图书馆 CIP 数据核字（2018）第 216022 号

融合出版数字化资源服务说明

本书为融合出版物，其增值数字化资源在"医开讲"平台发布。

资源访问说明

扫描右方二维码下载"医开讲 APP"或到"医开讲网站"
（网址：www.e-lesson.cn）注册登录，输入封底"序列号"
进行账号绑定后即可访问相关数字化资源（注意：序列号只
可绑定一个账号，为避免不必要的损失，请您刮开序列号立
即进行账号绑定激活）。

中国中医药出版社出版

北京经济技术开发区科创十三街 31 号院二区 8 号楼
邮政编码　100176
传真　010-64405721
保定市西城胶印有限公司印刷
各地新华书店经销

开本 880 × 1230　1/32　印张 7.5　字数 145 千字
2021 年 12 月第 1 版　2021 年 12 月第 1 次印刷
书号　ISBN 978 - 7 - 5132 - 5200 - 3

定价　38.00 元
网址　www.cptcm.com

服 务 热 线　010-64405510　微信服务号　zgzyycbs
购书热线　010-89535836　微商城网址　https://kdt.im/LIdUGr
维 权 打 假　010-64405753　天猫旗舰店网址　https://zgzyycbs.tmall.com

如有印装质量问题请与本社出版部联系（010-64405510）

《桂派名老中医·学术卷》丛书编委会

桂派名老中医·学术卷

《荣远明》编委会

主　审　荣远明

主　编　荣　震　周卓宁

副主编　莫春梅　白广德

编　委　（按姓氏笔画排序）

　　　　韦海霞　许　玥　李　豫　李雪梅

　　　　陆运鑫　陈小梅　陈新日　练祖平

　　　　黄瀚斐　谢　韵

李 序

  广西是我国中医人才辈出、中药资源丰富的省份之一。系统挖掘整理广西地区国家级名老中医经验，是中医药薪火相传、创新发展的源泉，培养后继人才的重要途径，也是中医药教育有广泛现实意义的一项重要工作。

  《桂派名老中医·学术卷》是我区自新中国成立以来较为系统的一套汇集所有国家级名老中医学术经验的专辑。这些老一代中医工作者弘扬国医，自信自强，大医精诚，堪为榜样。书中汇集了以"国医大师"班秀文为代表的一批医术精湛、德高望重的名医名家的学术思想与经验，从学术思想、临床经验、医德医风与治学等方面介绍了他们所取得的学术成就，从不同角度反映了他们成长的历程，展现了其对所擅长疾病的真知灼见与临证心得体会。精辟的见解，给人以启迪，足资效法，堪为轨范。本套丛书的出版，有助于激励中医药后继者深入研究和精通中医药学，有助于当代名中医的成长，有利于继承和发扬中医药的特色优势，弘扬广西地方名医学术思想，进一步提高广西中医药地位。我们应当继续深入做好对广西中医药、广西民族医药的发掘和整理提高工作，保存和发扬中医药特色与优势，推动传承与创新，弘扬中医药文化，加强中医药人才队伍的建设，加强中医药科学研究，加快名老中医的经验、学术、技能、文献等抢救工作的步伐，推进中医药理论和实践创新，为促进中医药、民族医药事业作出新的更大的贡献。

广西壮族自治区副主席　李康

2010 年 12 月

王 序

中医药是中华民族的瑰宝，在我国各族人民长期的生产生活实践和与疾病做斗争中逐步形成并不断丰富发展，为中华民族的繁衍昌盛作出了重要贡献，作为中国特色医药卫生体系的重要组成部分，至今仍在维护人民健康中发挥着独特作用。中医药天地一体、天人合一、天地人和、和而不同的思想基础，整体观、系统论、辨证论治的指导原则，以人为本、大医精诚的核心价值，不仅贯穿于中医药对生命、健康和疾病的认知理论与防病治病、养生康复的临床实践，而且深刻地体现了中华民族的认知方式、价值取向和审美情趣，具有超前性和先进性。随着健康观念变化和医学模式转变，中医药越来越显示出其宝贵价值、独特优势和旺盛的生命力。

广西地处岭南，中医药、民族医药资源丰富。历史上，无数医家博极医源，精勤不倦，为中医药和民族医药发展作出了积极贡献。广西广大中医药和民族医药工作者认真继承，加快创新，涌现出一批治学严谨、医德高尚、医术精湛的全国名老中医。为了展示他们的风采，激励后学，广西壮族自治区卫生厅组织编写了《桂派名老中医》丛书，对"国医大师"班秀文等28位全国名老中医做了全面介绍。传记卷记录了名医的成长历程、诊疗实践和医德医风，学术卷展示了他们的学术思想和临证经验。这套丛书的出版，不仅有利于读者学习"桂派名老中医"独到的医技医术和良好的医德医风，也将为促进广西中医药和民族医药的传承创新起到重要作用。

随着党和国家更加重视中医药，广大人民群众更加信赖中医药，国际社会更加关注中医药，中医药事业迎来了良好的发展战略机遇期。衷心希望广大中医药和民族医药工作者抓住机遇，以名老中医为榜样，坚持读经典，跟名师，多临床，有悟性，弘扬大医精诚的医德医风，不断成长进步，为我国中医药事业发展作出新的更大的贡献。

中华人民共和国卫生部副部长
国家中医药管理局局长

2011 年 1 月

前　言

　　中医药、民族医药是我国各族人民在几千年生产生活实践和与疾病做斗争中逐步形成并不断丰富发展的医学科学，为中华民族的繁衍昌盛作出了重要贡献，对世界文明进步产生了积极影响。新中国成立特别是改革开放以来，党中央、国务院高度重视中医药工作，中医药事业取得了显著成就。

　　广西地处祖国南疆，是全国唯一同时沿海、沿边、沿江的省区，是西南地区最便捷的出海大通道。广西中草药资源丰富，中草药品种居全国第二位。广西是壮、汉、瑶、苗、侗、仫佬、毛南、回、京、彝、水、仡佬12个民族的世居地，其中壮族是我国人口最多的少数民族。在壮、汉等各民族文化的滋养下，广西独特的区位优势和丰富的药材资源，孕育了"桂派中医"这一独特的中医流派，在全国中医行业独树一帜，在东南亚地区也具有广泛影响。

　　近年来，在自治区党委、政府的正确领导下，广西中医药、广西民族医药事业蓬勃发展，百家争鸣，百花齐放，名医辈出，涌现了以"国医大师"班秀文为代表的一大批"桂派中医"名家，他们数十年如一日地奋斗在临床、科研、教学一线，以高尚的医德、精湛的医术赢得了广大人民群众的赞誉。"桂派名老中医"是"桂派中医"的代表人物，在长期的医疗实践中，他们逐渐摸索总结出具有广西特色的一整套方法和经验，为广西中医药、民族医药发展作出了独特的贡献。

为弘扬"桂派名老中医"全心全意为人民群众服务的奉献精神，大力营造名医辈出的良好氛围，调动广大中医药、民族医药工作者的积极性，在广西壮族自治区人民政府和国家中医药管理局的大力支持下，广西实施了"国医大师"班秀文等老中医药、民族医药专家宣传工程，《桂派名老中医》丛书就是该工程的成果之一。丛书分为学术卷和传记卷。学术卷在发掘、整理"桂派名老中医"学术思想和临床经验的基础上，筛选出第一批名老专家，将他们数十年的临床体会和经典医案进行系统梳理提炼，旨在全面总结他们的医学成就，为繁荣中医药学术、促进中医药事业发展作出贡献；传记卷由专业作家撰写，主要记录"桂派名老中医"的人生经历和成才轨迹，弘扬他们大医精诚的精神，希望能借此探索中医名家的成长成才规律，为在新形势下构建中医药人才的培养体系提供借鉴。

由于时间紧迫，书中错漏在所难免，恳请读者批评指正。

广西壮族自治区卫生厅
广西壮族自治区中医药管理局
2010 年 12 月

内容提要

本书为全国名老中医荣远明教授的学术经验集萃。荣远明教授以临床实效甚佳而著称，在国内外均有一定知名度。本书分为医家小传、学术思想、专病论治、诊余漫话、年谱5部分。

医家小传主要介绍荣远明教授的生平及成才之路。学术思想旨在论述荣远明教授学术思想体系的精华。专病论治意在以病统论，以论统案，以案统话，将与某病相关的精彩医论、医案、医话加以系统整理。诊余漫话系学习心得、继承体会等。年谱部分反映了荣远明教授一生中的重大事件或转折点。本书的特点是突出名老中医的学术思想，重点介绍名老中医擅长治疗疾病的临证经验，便于临床学习与借鉴。本书一卷在手，如名师亲炙，可供中西医院校师生、临床医生、中西医科研工作者及广大中医爱好者参考、阅读。

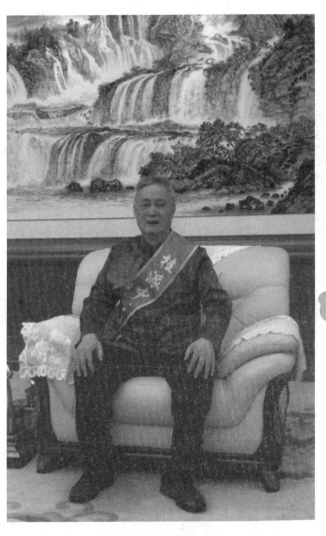

桂派中医大师荣远明教授

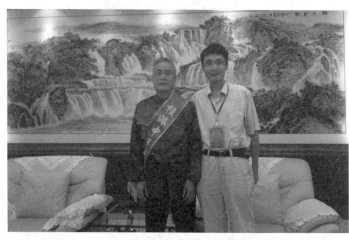

荣远明教授和主编荣震

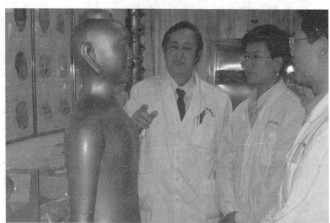

荣远明教授在指导学生

目　录

荣远明

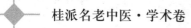

医家小传

生平简介

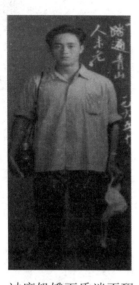

　　荣远明，广西壮族自治区柳州市融安县人，1939年出生于中医世家，祖上行医的历史可以追溯到100多年前。由于家庭的熏陶，荣远明教授自幼就酷爱中医，课余时间，他常常随父辈学习中医。1959年荣远明教授考入广西中医学院（现广西中医药大学）中医专业深造学习，1963年毕业，因成绩优异留校工作，现为广西中医药大学内科教授。24岁那年，他下乡巡回医疗来到来宾市，当地一位妇女因上山寻找食物过度饥饿而昏迷不醒，家里人都以为她死了，为她办起了丧事，是荣远明教授发现她还没有死，并用几根银针将她从死亡线上拉了回来，为这名妇女唱响了生命之歌，此事一时传为佳话，年轻的他也被当地人称为"起死回生"的神医。

　　荣远明教授从事中医教学、临床、科研工作50余载，勤勤恳恳，兢兢业业，任劳任怨，桃李满天，学验俱丰，声誉日隆。多次被评为先进教育工作者及优秀教师，主持多项课题研究，曾协同主持课题"田七酒的临床与实验研究"，并通过审批生产，产品畅销；主持课题"泻

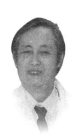

痢Ⅰ号～Ⅳ号的临床观察及实验研究"，获广西壮族自治区科学技术协会二等奖；参加国家中医药管理局组织的全国高热急症协作攻关、参与制订全国南方高热急症攻关方案，参加主持论证方案、牵头本省协作攻关工作，获国家中医药管理局高热急症组协作攻关"成绩优异奖"，获国家中医药管理局颁发的"中医急症先进集体""先进个人"的奖项。多年来多次参与学术活动，曾获广西壮族自治区科学技术协会颁发的"学术活动积极分子奖"。1984年参加编写《中医多选题库》中医内科分册，获北方十省市科技优秀图书一等奖；同年编审《全国名老中医临床治验及妙方集锦》，获广西壮族自治区科学技术委员会颁发的"科技成果奖"；1996年参加编写《实用中医风湿病学》一书。先后撰写了《浅谈中风闭证的治疗》《辨证治疗外感发热300例临床观察与体会》等40余篇论文，并在国内核心期刊及省级刊物上发表。荣远明教授临床上擅长热病、风湿病、肿瘤、瘿气、消渴、咳喘、肝病、胃肠及肾病的诊治。荣远明教授看病有个特点：开方慢，说话慢，对每一个患者他都认真地进行问诊，询问透彻，仔细把脉，处方用药反复斟酌、掂量。由于候诊的患者太多，每次上班都在十几个小时以上，此事多次被记者报道，还被中央电视台《中华医药》栏目记者的采访和报道。由于医技高超，多次受到国外医学界的邀请，1995年曾在新加坡救治疑难杂症患者，弘扬了中医学。50多年的刻苦钻研，50多年的辛勤耕耘，铸就了荣远明教授精湛的医术，其声名日噪，求医者从国内外接踵而至，如今的荣远明教

荣远明

授已成为享誉四方的医家，2002 年被国家卫生部评为全国名医。

　　荣远明教授曾任首届中华全国中医学会内科学会委员、中国中医药学会风湿病学会委员、中华中医学会内科分会第一届热病专业委员会委员、广西中医药学会学术顾问、广西中医内科学会学术顾问、广西南宁市中医药学会副理事、广西中医学院中医内科教研室副主任、广西中医学院第二附属医院（现广西中医药大学附属瑞康医院）大内科副主任，2002 年被国家卫生部（现中华人民共和国国家卫生健康委员会）、人事部（现中华人民共和国人力资源和社会保障部）、国家中医药管理局联合确认为国家级名老中医专家。2012 年被评为"桂派中医大师"。

学术渊源

　　荣远明教授勤于治学，注重实践，学有所长，造诣很深，长期的临床实践、教学与科研，使他摸索出一套适合自己的诊治疾病的方法，形成了自己独特的学术风格，他精通古典医籍，对四大经典著作及其他临床典籍融会贯通。从医 40 余年，擅长治疗中医内科各类疾病，尤其对热病、风湿病、肿瘤、肝病及疑难杂症等有较深的研究，荣远明教授十分推崇四大经典，认为四大经典乃行医者必读的医学书籍，其理常出于《黄帝内经》《伤寒论》等，治病强调辨证论治，以八纲为纲，融合脏腑、气血、经络、三焦、卫气营血等辨证内容，注意调节五脏阴阳平衡，重视调畅气机，尤其是调畅肝脏的气机，善于运用虫类药活血化瘀。对明清以后的医学专著耳熟能详，如《景岳全书》《医宗金鉴》《医学衷中参西录》，并能灵活用于临床，如治疗肝病常用的柴胡疏肝散出自《景岳全书》，治疗面瘫常用的牵芷石膏汤出自《医宗金鉴》，治疗高血压病常用的建瓴汤出自《医学衷中参西录》。荣远明教授师古但不拘泥，针对病证古方今用，师其法而异其方，切合临床实际。此外临证思路开阔，治疗方法不单一，尤其对于一些内科急症，不限于内治法，主张多种方法联合应用，剂型应多种多样，膏、丹、汤、丸、散等酌情选择，如中风闭证，"开法"中不但以中药汤剂、丸药鼻饲，还选择针刺、放血等；又如外感高热者，单凭口服煎剂治疗，难以及时顿挫热势，也难扶危救脱，应备有针剂、冲剂、水剂、丸、散、丹剂及外治用药等各种剂型的药物，根据病情多法合用，多途径给药。荣远明教授西医知识也较全面，注重运用西医学手段，结合中医中药辨证地进行治疗，如治疗恶性肿瘤，常常在患者运用西医的化疗、放疗等治疗的同时，再结合中医辨证治疗，切合实际，不仅改善了患者的生活质量，临床上也每每获得良效。

荣远明

学术思想

推崇四大经典的学术思想，并用于指导实践

　　荣远明教授潜心研究四大经典，尤其对《黄帝内经》研究颇深，并深谙其中要旨，荣远明教授的学术观点也多出于此。《黄帝内经》提出"邪之所凑，其气必虚"的观点，疾病的产生是在致病因素的作用下，机体内部物质功能的动态平衡被打破，疾病的发生和变化与正气、邪气有关。外邪侵犯人体，多为机体正气不足，所谓"正气存内，邪不可干"，因此荣远明教授认为，疾病的发生与体质有很大的关系，治病时不单针对疾病本身治疗，同时注意增强体质，适应环境，或用药时强调扶助正气。如癌症系"壮人无积，虚则有之"，治疗时，初期虽为痰湿、瘀滞、热毒相互搏结形成肿块积于体内，形成邪实之象，但本病乃本虚导致，因此在一开始就应扶助正气，寓攻于补；又如慢性乙肝，也强调本病乃正虚邪毒侵犯所致，治疗时总不忘扶正固本，应用黄芪、党参、白术等药以利于疾病的恢复。脾为后天之本，肾为先天之本。脾之健运，化生精微濡养全身，肾中精气是机体生命活动的根本，维系着人的生、长、壮、老、已，脾肾强健是机体健康、身体强壮的基础，因此扶正固本以补益脾肾为关键。

　　《黄帝内经》指出，人与大自然维持着动态的平衡，人应"与天地相应，与日月相参"。由于疾病的发生、发展及

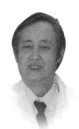

转归受多方面的影响，尤其是体质因素，因此治病要因人、因地、因时的不同而制定不同的方法，所谓具体情况、具体分析、具体治疗。例如荣远明教授治疗痹病，认为对于在贵州、四川等地的患者，地处潮湿阴冷，可应用大辛大热之附子、川乌等品，但南宁地处亚热带，患者体质明显不同，若一味盲目应用乌头、附子之品，则不一定奏效，临床需辨证论治，因此对于地处亚热带地区的患者，荣远明教授则在用辛热之品时酌情减量或改用五藤汤加减治疗痹病，疗效确切；又如平素喜食肥甘厚味，以酒为浆的患者，久则极易损伤脾胃，湿热内生，留注关节，痹阻脉络，而成本病，治疗时不仅需要清热利湿，活血通络，尚需考虑湿热易困脾胃，注意加用清化湿浊之品。这些都是出自"天人相应"之理。

《黄帝内经》提出"治未病"的预防思想，"圣人不治已病治未病，不治已乱治未乱"，强调"防患于未然"。荣远明教授将这一理念运用到临床，不但从疾病本身着手治疗，还注意防止传变。例如胃脘痛，早期先是胃气阻滞，而后可由胃及脾，进一步发展，或由实证转虚证，或虚实夹杂。治疗时若为胃气阻滞，在和胃止痛时，适当佐以理气健脾；若为肝胃气滞，则宜疏肝健脾，防止损伤脾脏。"见肝之病，知肝传脾，当先实脾"出自于《金匮要略》，在治疗肝病时，应运用健脾益气药物，防止肝病传脾。但凡来就诊者都是身患较为复杂的疾病，对此荣远明教授权衡左右，尽量争取早期治疗，预防传变。

荣远明

治病求本，抓住疾病的关键

辨证论治是中医治病的精髓，同一种疾病、同一种症状可以由多种原因导致，因此荣远明教授强调治病应溯本求源，寻找疾病的根本原因，进行针对性的治疗。例如泄泻可有多种病因，或外感六淫，或饮食损伤，或素体脾胃虚弱、肾阳虚衰，或情志不调，临床治疗时当熟识泄泻的症状特点，辨明病因病机，进行辨证治疗，不能因其基本病机以脾虚湿盛为主，均给予健脾祛湿。如郁泄，每因情志而发，乃肝气郁结，气失条达，横逆乘脾犯胃，脾胃受制，运化失常导致，此时就不能泛泛施以健脾祛湿，否则治疗犹如"去草不去根"，虽治得一时，但"根还会生也"。此外，治病时还要注意病情的轻重缓急，抓住主要矛盾，病急则先治其标，缓则再治其本，如中风闭证，属中医急症，乃阴阳失衡，肝阳暴涨，风阳上扰，并有气血上逆，夹痰、夹火上冲，内闭于脑，滞于九窍，阻于经隧而成。根据病情，风阳上扰，气血上逆，痰火上冲，闭于脑，滞于窍为急，治当先以开、通、降三法合用，待病情稳定后再根据其本质为阴阳失衡而调整阴阳以善其后，阳闭滋阴潜阳，佐以强壮筋骨，阴闭先予健脾化痰，佐以强壮筋骨，继后养阴潜降治其根本。又如一些慢性病，如糖尿病患者感受外邪后形成感冒，治疗则治新病感冒为先，当新病治愈后，再治疗原来的糖尿病，这些都是先抓住了疾病的关键。

注意调畅情志，治病重视治肝

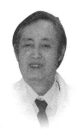

中医一贯很注重七情内伤致病，《三因极一病证方论·三因论》说："七情，人之常性，动之则先自脏腑郁发，外形于肢体。"《素问·阴阳应象大论》也说："怒伤肝……喜伤心……思伤脾……忧伤肺……恐伤肾。"可见长期的情志刺激可使人体气机紊乱，阴阳失衡，最终产生疾病。肝主疏泄，调畅气机，也调畅情志，若情志不调，可致肝气不疏、肝气郁结，"气为血之帅"，气郁日久可生成瘀血，又可化火伤阴，变生他证。荣远明教授深谙此理，临床上很注意调畅情志，治病重视治肝，具体运用起来也得心应手。荣远明教授的患者有一个特点：多为一些疑难患者，即常常是辗转他处，多方治疗无效者。患者长期受疾病折磨，不仅肉体上深感痛苦，而且精神上也备受摧残。俗话说得好"病靠三分治，七分养"，荣远明教授诊治患者时总是面容慈祥，语气平和，争取患者的信任，努力地安慰患者，做患者的思想工作，帮助患者树立战胜疾病的信心，如肝病患者或一些丧失了治疗信心的癌症患者，荣远明教授不仅耐心地听患者陈述，还花费较长时间与他们沟通，让患者心里踏实、放心，有了较好的心态，患者的依从性好，就能很好地配合治疗，疾病自然容易恢复，也避免了因肝郁致病情加重。对于初次就诊的患者，荣远明教授每每将调畅情志以治肝的内容纳入整个治疗计划，相应地看病所花费的时间就较长，这已成为他治病的一大特点。

荣远明

荣远明教授不仅在问诊时注意和患者交流思想，让患者解除顾虑，同时在处方用药时，也很注重运用调理肝脏的药物，肝病如此，其他一些疾病也是如此。如慢性肝炎患者，乃邪毒侵犯肝脏，导致肝的功能失常，治疗自然应注意理气疏肝，但在运用理气药时，又不可过用辛温香燥，以免损伤肝阴；又如慢性泄泻，一般多认为乃脾虚湿盛所致，荣远明教授提出泄泻不单单为脾虚湿盛，还有因情志因素所导致的，此乃郁泄，治疗时应当抑肝益脾、药物与思想开导两相配合，而不能只着眼于健脾祛湿；对于慢性胃炎、恶性肿瘤等病，若为木旺乘土，调理肝脏更是必用无疑，或理气疏肝，或养阴柔肝，或抑肝扶脾，切合病情，治疗也常常可获桴鼓之效。

临证善用古方，但不拘泥

荣远明教授认为，治病必有主方，医师遣方用药，犹如战场调兵遣将，若"治病用药杂乱，随意拾来，无异于乌合之众，迎敌无能"，而古方是临证处方最佳之选，盖因古方流传至今，实践证明已确有效验。如治疗肝病常选用《景岳全书》中的柴胡疏肝散及《伤寒论》中的小柴胡汤，治疗中风常选用《医学衷中参西录》中的镇肝熄风汤，治疗高血压病常选用《医学衷中参西录》中的建瓴汤，治疗痤疮常选用《医宗金鉴》中的五味消毒饮等。荣远明教授在运用古方时，又注意结合辨证论治，或以经方时方配合，或数方联用，从不生搬硬套，如治疗郁泄时多以痛泻要方合气郁汤加减，治疗肝胃气滞胃痛多以柴胡疏肝散合蛸贝散加减，治疗瘿气多以天王补心丹或生脉散合安神丸加减。荣远明教授遵循古方，古为今用，但从不拘泥，针对就诊患者的病情疑难，病证错综复杂，或夹痰或夹湿或夹瘀或夹热或兼而有之，病证兼夹较多，治疗需要兼顾的方面也多，而目前药物多为人工种植，药效不如野生，临证用药以古方为法，适当加减，处方特点是用药剂量多偏大，用药的数量也偏多，例如中晚期肿瘤患者治疗时既要扶助正气，又要化痰祛湿、活血化瘀、清热解毒，药味自然增多。选方用药不强求一方到底，主要根据病情进行辨证论治，随时增减，但若病机不变，方药对证，可守方一个月至两个月，或仅对个别药物进行加减。此外，荣远明教授还根据自己多年的临床实践经验自创方剂，如气阴两虚型胃痛者常用自拟的养胃汤治疗，药力精专，切合病情，常常应手取效，有的患者仅两诊即药到病除。

治病重在治气治血，善用活血化瘀

气能行血、生血，血为气之母，临床诊治疾病时注意调气调血，"有余泻之，不足补之"。考虑来诊患者多为久治疑难者，病情复杂，所谓"久病入络""久病必瘀"，荣远明教授临证常常配伍应用活血化瘀之法。如中风患者属中经络者，治疗宜活血养血祛风，即取"血行风自灭"之意。

荣远明

中风闭证，乃肝阳夹痰夹火，气血并逆上冲于脑，治疗则应以开、通、降三法为则，其中通法即为活血化瘀，搜风除痰。又如治疗胃痛多加牛膝、五灵脂、丹参；肝炎患者也不忘加用丹参、牛膝之品；肿瘤患者更是常常施以化瘀之法，用丹参、桃仁、红花、三棱、莪术及虫类药物等，运用时常常喜欢用对药，如炮山甲性善走窜，走而不守，直达病所，鳖甲软坚散结，两者配合既能化瘀又可散结。此外三棱与莪术、乳香与没药、桃仁与红花等也常常搭配使用，加强活血化瘀之功。总之，荣远明教授认为，只有通过活血化瘀，治气治血，气血调和，才能保证脏腑功能的正常发挥。

辨病与辨证相结合

中医一贯强调人体是一个有机的整体，机体的各种功能活动是相互协调、相互为用的，中医认识疾病着眼于整体，治疗重在辨证论治，治病求本。中医的病名多以症状命名，而在临床上许多患者往往化验检查异常，自觉无任何症状，对此荣远明教授常常结合西医的病名进行辨病论治，辨病与辨证相结合。如病毒性乙肝患者在临床表现不明显时则结合本病的病因病机特点，或疏肝理气，或调理肝脾，或清热解毒，或活血化瘀，或以上联合，几种方法交替使用；又如糖尿病患者，多数仅有血糖升高，而自觉无任何不适，此时也是从本病的病因病机特点出发，治肾

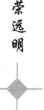

为主，以六味地黄丸加减治疗。一些疾病早期仅有实验室检查异常而患者无任何自觉症状，只有当疾病发展到一定程度影响到机体的功能改变时，才会出现临床症状。由于中医对疾病是以症状命名的，症状不明显时会出现"无证可辨"的情况，而此时西医化验检查可有指标异常。荣远明教授认为，中医与西医是两种不同的理论体系，宏观论证中医为优，微观洞察西医见胜，在临床上不排斥运用西医学手段，注意衷中参西，结合西医病名，将辨病与辨证有机结合，更好地揭示疾病的本质，从而更好地辨证论治。

荣远明

专病论治

外感高热

在各种致热原作用下或各种原因引起体温调节中枢的功能障碍时,体温超过正常范围,称为发热。西医学将发热分为低热、中等度热、高热和超高热。低热:37.3～38.0℃,中等度热:38.1～39.0℃,高热:39.1～41.0℃,超高热:41.0℃以上。发热的病因很多,临床上可分为感染性发热与非感染性发热两类,以感染性发热最为常见。导致感染性发热的原因包括各种病原体,如细菌、病毒、支原体、衣原体、立克次体、螺旋体、真菌、寄生虫等。

中医学认为,发热作为临床上常见的一个症状,在许多疾病中皆可出现,并将引起发热的原因概括为外感、内伤两大类。外感发热系指感受六淫邪毒或温热、疫毒所导致的以恶寒发热,体温升高,并伴有口渴、脉数等为主要临床特征的病证。外感高热常见于中医学的温病、伤寒之发病过程中,西医学主要见于急性感染性疾病、急性发热性疾病,以及急性传染性疾病的高热阶段。外感高热是临床上的急症、重症,诊治不及时会危及患者的生命。荣远明教授1987年以来应邀参加国家中医药管理局组织的全国高热急症协作攻关组,牵头本省协作攻关,取得了较好成绩,尤其在外感高热的诊治方面疗效显著。1988年12月获国家中医药管理局南方高热急症组协作攻关"成绩优异奖"。1992年2月获国家中医药管理局颁发的"中医急症工作成绩突出奖",同时被评为"全国中医急症工作先进个人"，荣远明教授所在的高热急症协作攻关组亦被评为"全国中医急症先进集体"。

【诊治经验】

（一）提倡寒温一统

在外感高热的诊治中，荣远明教授主张将张仲景《伤寒论》中的六经辨证和温病学中叶天士的卫气营血辨证与吴鞠通的三焦辨证有机结合。外感六淫邪毒包含风寒湿邪与风湿热邪，后者和温热、疫毒是导致外感高热的主要因素，但外感高热由风寒湿邪所致者在临床上也不少见，因寒性收引，致肌腠闭塞，卫阳郁闭不得舒展外达，"气有余便是火"，更易导致高热发生。《素问·玉机真脏论》指出："今风寒客于人，使人毫毛毕直，皮肤闭而为热。"湿性黏滞，易阻气机，营卫运行受阻，郁而化火，寒湿越重，发热越高。春天天气趋暖尤寒，夏天人们贪冷喜凉，极易感受风寒之邪而发病，对此类外感高热主要采用张仲景《伤寒论》的六经辨证，而风湿热邪、温热、疫毒之邪所致的高热则运用温病学中叶天士的卫气营血辨证和吴鞠通的三焦辨证。荣远明教授曾治疗某外感高热三日未解患者，前医但见其高热（体温达40.5℃）不退，急投大剂量银翘白虎之方，遂致热势不退反升，更添腹痛、便溏等胃肠受伤之患。细询病史，患者病起于运动后汗出当风，刻下厚衣裹头，淅淅恶寒，身形拘急，无汗灼热，腹痛便溏。查舌淡苔白，脉浮紧，此乃太阳伤寒之风寒感冒证，误投寒凉，非但外邪不除，反其闭更重，郁热反张，同时寒凉损伤脾胃，腹痛、便溏作矣。治以辛温解表，佐以理气健脾，予

荣远明

19

以荆防败毒散加厚朴、白术、苍术，服药两剂而热退身凉。从该例看出，外感高热是由外邪入侵所致，治疗上不可一味清热，必须审证求因，分辨不同邪气，将张仲景《伤寒论》的六经辨证与温病学中叶天士的卫气营血辨证和吴鞠通的三焦辨证有机结合，给予相应治疗，方可提高临床疗效。

《伤寒论》是一部外感热病的辨证论治专著，其中论及中风、伤寒、温病、风温、湿温等，仲景所以立"伤寒"之名，是完全承《黄帝内经》热病而来，因"风寒相并，则化为热……始于太阳寒水，而热病皆伤寒之类也。"可见广义的伤寒包括一切外感热病，伤寒六经辨证和温病的卫气营血辨证、三焦辨证实际上是一脉相承的，三者可互相参照使用。如患者表现为微恶寒而发热，伴有口渴，汗出，脉浮数，六经辨证此时往往为邪犯太阳，属太阳病，卫气营血辨证则病在卫分，三焦辨证为病在上焦，临床上多见于各种病毒感染性疾病，西医久用抗生素无效者。若邪入于里，表现为壮热不寒，口大渴，脉洪大而数，若热结于腑，则出现燥结满坚，舌苔黄燥，依据伤寒六经辨证和温病的卫气营血辨证、三焦辨证则分属邪犯于阳明、病在气分、热结中焦胃肠，临床多见于各种急性传染病或各种急腹症。临床上伤寒经方常常用于温病的各个阶段，如外感高热的热型常见壮热、潮热、往来寒热三种类型，其中壮热多见于伤寒的阳明病或温病的气分阶段，可用伤寒阳明病主方白虎汤加减；邪毒内陷之气血两燔也可以见到壮热，并往往与神昏、发斑、谵语、抽搐等症并见，此时可合用清宫汤、犀角地黄汤、"温病三宝"（安宫牛黄丸、至宝丹、紫雪丹）。伤寒经方中的麻杏石甘汤、小柴胡汤、大柴胡汤、承气汤、柴胡桂枝汤、柴胡加龙骨牡蛎汤均可用于外感高热的治疗。

（二）把住卫表关，截断病势

卫表为人体抵御外邪入侵的屏障，外邪侵袭则首先侵犯卫表，导致卫分表证。伤寒与温病均属于外感热病，伤寒之邪从皮毛肌腠而入，出现恶寒发热、头身疼痛、鼻塞流涕、咳嗽、脉浮等卫表失和之症。温病之邪从口鼻而入，首先犯肺，吴鞠通则谓温病初起在上焦手太阴肺，而肺合皮毛主卫表，所以温病发病之初亦多见卫表证候。外感高热卫表证的基本病机是正邪交争于肌表，卫表失疏，热毒炽盛（伤寒为风寒之邪郁而化热），故起病突然，体温骤升而现高热恶寒、无汗或汗出不畅等症。如失治、误治，病情进展迅速，邪毒充斥表里，极易伤阴耗气，入里传变，出现神昏、发斑、谵语、抽搐等症，正如叶天士《温热论》所云："温邪上受，首先犯肺，逆传心包。"故此，外感高热的治疗必须把住卫表关，及时快速地驱除邪毒，截断病势，阻止传变，方能提高疗效。

荣远明教授认为，卫表证出现高热的原因是病邪郁遏肌腠，营卫失疏，阳气闭郁不得发泄所致，治疗大法是解表发汗，正如张景岳所云："由表而入者，亦必由表而出之。"亦如《素问·生气通天论》所云："体若燔炭，汗出而散。"可见，邪在卫表时，开通玄府何等重要，据感受风寒、风热邪气不同而有辛温、辛凉之别。荣远明教授分析

荣远明

21

辛温解表的代表方剂麻黄汤、桂枝汤、荆防败毒散，辛凉解表的代表方剂银翘散、桑菊饮后指出：古人辛温解表决不用辛凉之味，辛凉解表必伴有辛温之品。提出外感高热体温急剧上升，需紧急降温时，选用辛温之品，有药到汗出热退之效，常用的辛温解表药为荆芥、防风、桔梗、香薷、柴胡等。注意发汗以遍身微微汗出为宜，过汗伤阳，多汗损阴，热病易伤津耗气，使用汗法尤当慎重，老年体弱者又有"虚虚之戒"。

感受温热疫毒之邪所致的高热占外感高热的大多数，前人对温病的成因有"伏气（邪）"和"新感"之说。前者是指感邪之后，邪气伏藏于体内，移时而发的疾病，例如春温、伏暑，这类疾病初期并无卫表证，一起病即表现为内热炽盛，而且很快便化燥伤阴，这种情况在外感高热中很少见到。后者是感受六淫和（或）疫毒之邪后随即发生的疾病，例如风温、暑温，这类疾病初起多伴卫表证，属于卫分风热证居多，在外感高热中占相当大的比例。荣远明教授提出还有一种情况在外感高热的发病中不容忽视，即"新感引动伏邪"。这种情况表现为在出现卫表证不久，热毒迅速充斥表里，神昏、发斑、谵语、抽搐等各种变症迭出，所以有"新感无伏邪不张，伏邪无新感不动"之说。针对温病高热卫表关的复杂病机，荣远明教授拟定辛凉解表联合清热解毒为基本治法，视病种、病情、病位的不同，尚可合用利咽化痰、清宣肺热、化痰止咳、清利头目、清热生津、化湿利湿等法。常用方药：卫分风热证用银翘散，温燥证选桑杏汤，卫气同病以银翘白虎汤为基本方，各型

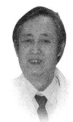

均可选加黄芩、栀子、板蓝根、大青叶等清热解毒之品，或合用五味消毒饮加减。对于乳蛾（扁桃体炎）、喉痹（咽炎）等咽喉赤痛痰多者，则可选加射干、土牛膝、玄参、鱼腥草、浙贝母之类，以利咽解毒化痰；对于感冒（上呼吸道感染）头痛较甚者，可选加桑叶、菊花、蔓荆子之类，以清利头目；对于咳嗽（支气管炎）高热、痰多者，可合用麻杏石甘汤加减，或选加黄芩、桑白皮、苦杏仁、前胡、鱼腥草、浙贝母之类，以清宣肺热、化痰止咳；对于热盛津伤、口干舌燥者，则可选加沙参、麦冬、天花粉之类，以清热生津；夹湿者，苔多白腻，并可见胸闷、身重等症，方中加入藿香、佩兰、紫苏叶等芳香宣化之品，或芦根、滑石之流清热利湿。

（三）祛邪不忘扶正

外感高热邪热炽盛，充斥表里，热为阳邪，易伤津液。尤其为温病发热，一开始就会出现伤津的病理。发热的高低虽然是机体抗邪能力的体现，但高热耗伤阴液又是不可避免的。汗出虽是机体散热的一种方式，但出汗会进一步加重津液的耗损，古人总结的"留得一分津液，便有一分生机"是很正确的。高热在耗损津液的同时，对人体正气也有所耗伤，所谓"少火生气，壮火食气"是也。所以气阴两伤是外感高热病的基本病理之一，益气养阴法为外感高热病扶正的主要方法，常用方药如生脉散、独参汤、沙参、麦冬、百合、淮山药等。现代研究证实，益气养阴类药物能全面提高机体免疫功能，并加强机体对感染的适应、代偿、修复能力，在外感高热治疗中占有十分重要的地位。

荣远明

荣远明教授提出可结合西医输液等支持疗法纠正津气损伤。验之临床，其法虽不能与中医滋阴益气作用等同，但的确能预防或较快消除患者神疲、气短、心烦、口渴、小便短赤等症。补液除注意葡萄糖、盐水、电解质外，还可以输生脉注射液、参麦注射液、丹参注射液、血塞通注射液等，特别是活血化瘀中成药的使用，能有效地阻断高热病理进程，因为邪热入营血是温病发展过程中形成热瘀的主要阶段，而阴伤是热瘀的重要因素，丹参注射液、血塞通注射液等既能清热凉血，又能养血活血，与高热的病理相适应，结合益气养阴法，能提高临床疗效。另外，气阴损耗过甚，可出现亡阴亡阳、内闭外脱之危重症，此时应开窍固脱并举，开窍用"温病三宝"，或用清开灵注射液、醒脑静注射液；固脱选参附汤、独参汤、参附注射液、生脉注射液、参麦注射液。

外感高热以"热毒"为主要病理环节，急性感染性高热的实质核心是热毒炽盛、正盛邪实。热毒盛衰与发热成平行关系，治疗注重清热解毒，清热解毒法是高热病主要的祛邪方法，而清热解毒中药多为苦寒败胃之品，目前中药剂型仍以口服为主，所以保护胃气尤为重要，否则胃气一衰而百药难进，则进一步加大了治疗的难度，患者预后也受到不良影响。有鉴于此，对于高热的治疗，荣远明教授主张尽量多用甘寒之品，如石膏、金银花、连翘、蒲公英、大青叶、紫草、败酱草之类，而对于苦寒败胃的黄连、黄芩、黄柏、苦参之类则尽量少用或不用，如必须使用，可先用小剂量，因苦寒药小量健胃，大剂量伤胃，如需大剂量清热解毒药，可配合使用护胃之品。

(四)对高热昏迷的认识

昏迷是由于大脑皮层及皮层下网状结构发生高度抑制而造成的最严重的意识障碍，即意识持续中断或完全丧失，是最高级神经活动高度抑制的表现。昏迷在中医历代文献中常称之为神昏谵语、不知人、暴仆、奄奄忽忽、昏迷不醒、神识如蒙、尸厥等。临床上将昏迷分为浅昏迷和深昏迷两种。

浅昏迷：随意运动丧失，仅有较少的无意识自发动作，对疼痛刺激（如压迫眶上缘）有躲避反应和痛苦表情，但不能回答问题或执行简单的命令。吞咽反射、咳嗽反射、角膜反射及瞳孔对光反射、腱反射仍然存在，生命体征无明显改变。可同时伴有谵妄与躁动。

深昏迷：自发性动作完全消失，肌肉松弛，对外界刺激均无任何反应，角膜反射、瞳孔反射、咳嗽反射、吞咽反射及腱反射均消失，呼吸不规则，血压下降，即各种反应和反射都消失。病理征继续存在或消失，可有生命体征的改变。

昏迷是病情危重的标志，应积极寻找病因并积极处理。昏迷既可由中枢神经系统病变引起（占70%），又可以是全身性疾病的后果，如急性感染性疾病、内分泌及代谢障碍、心血管疾病、中毒及电击、中暑、高原病等均可引起昏迷。高热昏迷最常见于中暑，其次为各种急性感染性疾病，常见的有：①病毒感染：如流行性乙型脑炎、森林脑炎、脑膜脑炎、肠道病毒性脑炎、流行性出血热、脑炎型流行性感冒等；②立克次体感染；③寄生虫感染：如脑型疟疾、急性脑型血吸虫病、弥漫性脑囊虫病等；④感染中毒性脑病：如中毒性肺炎、中毒性痢疾、败血症等；⑤螺旋体感染。

高热昏迷以神昏谵语多见，神昏谵语指神志昏迷，谵妄躁扰，胡言乱语，以觉醒障碍为主者称为"神昏"或"昏愦"，以意识内容障碍为主者称作"谵语"，合而称作"神昏谵语"，简称"昏谵"。温病在严重阶段都可出现神昏谵语，但不同的疾病，不同的阶段，又有不同的特点，其辨证治疗各异。

1. 阳明病 《素问·热论》云："阳明者，十二经脉之长也，其气血盛，故不知人。"《素问·厥论》云："阳明之厥……妄见而妄言。"裴兆期《医谈》曰："人谓神昏之病原于心，心清神乃清。余谓神昏之病原于胃，胃清神乃清。胃气一有不清，即不能摄神归舍，是神之昏不昏，专在乎胃之清不清。不观酒醉之人乎？酒醉之人，醉胃不醉心也，何以神昏而言语无伦也，不观饱食填息之人乎？饱食之人，饱胃不饱心也，何以神昏而一时瞀乱也；不观痰涎壅塞之人乎？痰塞之人，塞胃不塞心也，何以神昏而瞑眩无知也。"陆九芝云："人病之热，唯胃为甚，胃热之甚，神为之昏，从来神昏之病，皆属胃家。"《伤寒论》中涉及神志异常的病证多见于阳明病。《伤寒论·辨阳明病脉证并治》曰："伤寒若吐、若下后不解，不大便五六日，上至十余日，日晡所发潮热，不恶寒，独语如见鬼状；若剧者，发则不识人，循衣摸床，惕而不安，微喘直视，脉弦者生，涩者死。

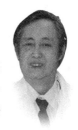

微者，但发热谵语者，大承气汤主之。"《温病条辨·中焦篇》曰："阳明温病，面目俱赤，肢厥，甚则通体皆厥……但神昏，不大便七八日以外，小便赤，脉沉伏。"阳明胃腑蕴热，与肠中燥屎相结，里热熏蒸，腑气上冲，内扰心神，则发为神昏谵语。其辨证要点为潮热，日晡（日晡为申酉之时，乃阳明气旺之时）尤甚，腹满便秘，苔黄燥有刺或燥裂，脉沉实有力。治疗当用攻下，通腑泄热，腑气一通，神昏、谵语自除。方药以大承气汤加减：生大黄9g（后下），芒硝15g，枳实10g，川厚朴6g，火麻仁9g，黄芩9g。

2. 邪陷心营　外感高热热毒炽盛，邪热内陷心营，多出现神昏谵语。其形成的病理机制有两个方面：一为顺传，一为逆传。按卫、气、营、血的层次传变为顺传，即叶天士所说的："卫之后方言气，营之后方言血。"邪热从气分而来，气分未解，即传入心营，出现神昏谵语，此为逆传。所谓逆传，见于叶天士《温热论》"温邪上受，首先犯肺，逆传心包"12个字。章虚谷对"逆传心包"的看法是"心属火，肺属金，火本克金，而肺邪反传于心，故曰逆传也"，王孟英则解释为"则以邪从气分下行为顺，邪入营分内陷为逆也"，意思是说，邪热由卫分不经过气分阶段，直接进入营分，迅速出现神昏谵语为逆传。临床证实，王孟英的解释比较符合实际，章虚谷的解释较牵强，无怪乎王孟英说他"而以生克为解，既乖本旨，又悖经文"。其实无论顺传还是逆传，只是神昏谵语出现的时间先后的不同，二者本质是相同的，但逆传的病情相对较重。其辨证要点为舌质红绛，言謇肢厥。逆传心包神昏程度较重，多为昏愦不知人。临床上据痰湿有无又分为热毒型和痰（湿）热型。

热毒型：热毒侵入营血分，内扰心神，闭阻心包，神昏程度深重，多为昏愦不知人，甚或循衣摸床，撮空理线；热毒炽盛，热势较高，多为壮热、高热；邪热极盛，迫血妄行，可伴见肌肤发斑、吐血、衄血、便血等耗血动血之象；舌质深绛、脉数均为营血分热盛之征。治疗以清心解毒开窍为法，如以营分热盛为主者用清营汤，以心包闭阻为主者用清宫汤，出现耗血动血之象者用犀角地黄汤，均可配合使用"温病三宝"以开窍。此"三宝"有清除心包痰热、开窍醒神之功，吴鞠通对"三宝"评价说："大抵安宫牛黄丸最凉，紫雪次之，至宝又次之，主治略同，而各有所长，临用对证斟酌可也。"若并见阳明太实，上冲心包，出现神志昏愦之证者，可清心开窍与通腑泄热兼施，用牛黄承气法治之。

痰（湿）热型：多见于湿热证或温病夹湿证。由于湿热内蕴，痰浊聚生，上蒙清窍，神机失灵，故见神志昏蒙，时清时昧，甚至嗜睡等表现，意识障碍程度较轻；喉间痰鸣、舌苔黄浊或垢腻、脉滑数等为痰热之象。治疗当用清热祛湿、豁痰开窍法，常用方为菖蒲郁金汤加减，可配合使用芳香开窍药如苏合香丸，以芳化痰浊。俾使痰湿祛则窍自开，不宜使用清心解毒开窍药，尤其是安宫牛黄丸、紫雪丹等过凉之品，因愈凉痰浊愈生，窍闭愈甚，反加重神昏。

吴鞠通在《温病条辨》下焦篇另立了一个湿热郁阻下

焦、上蒙清窍导致的神昏证。"湿温久羁，三焦弥漫，神昏窍阻，少腹硬满，大便不下，宣清导浊汤主之"。此证与上述痰（湿）热证的不同之处是上证为湿热阻于上焦，而其为湿热郁阻于下焦，故伴有腹满便秘等症；也不同于阳明腑实证，其为湿热郁结于下焦气分，闭塞不通，导致少腹硬满，大便不下，并未与肠中燥屎相结，故其舌苔厚腻，不同于阳明腑实证的苔黄燥有刺或燥裂。所以治疗也与众不同，既不用硝黄攻下，也不用清心开窍或芳香开窍之法，而采用宣清导浊之法，取茯苓、猪苓淡渗利湿，导湿邪从小便而出，皂荚化痰湿从大便而出，蚕沙宣清利湿，寒水石清热降火，以化无形之气，全方无开窍之药，重在宣化湿热，湿热去则窍自开而神自明。

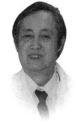

3. 下焦瘀热　温病邪入血分，或妇人病温，适值经来或经断，热入血室，热灼血瘀，瘀热相搏，停蓄下焦，瘀热上攻，心神受扰，而产生神志症状。由于瘀血属阴，患者神志多昼明夜昧，入夜尤甚，低声呓语，如见鬼状，甚或其人如狂，发热夜甚；瘀血停蓄下焦血分，未影响膀胱水道，故小便自利，少腹坚满急痛，大便色黑；口干而漱水不欲咽，舌质紫绛而暗，或有瘀斑，脉沉实或沉涩，为热与血结，下焦蓄血之征。此证辨证要点除了与瘀血特点相关的神志改变以外，舌质紫绛，望之若干，扪之湿润，少腹坚满，小便自利等均为不同于阳明腑实证、邪陷心包证之处。至于叶天士指出："血结者身体必重，非若阳明之轻便者。何以故耶？阴主重浊，络脉被阻。"是以身体活动的灵便程度作为血结与阳明腑实的鉴别点，仅供临床参考。

治疗重点是化瘀散结，因势利导，攻下瘀热，不可徒事开窍。常用方为桃核承气汤，以水八杯，煮取三杯，先服一杯，得下止后服，不止再服。如为妇人病温，适值经来或经断，热入血室，可合小柴胡汤加减。

【验案举例】

验案 1：刘某，男，53 岁，2004 年 10 月初诊。

恶寒发热两天。自述两天前无明显诱因出现恶寒发热，头身疼痛，咽痒，稍咳，身热，体温最高达 39℃，在当地医院诊断为上呼吸道感染，经退热、消炎、抗病毒等处理，病情无改善，遂来寻求中医治疗。就诊时除上症外还有口干，但饮水不多，心烦，夜寐不安，纳食尚可，二便尚调，舌苔白腻，脉浮滑而数。中医诊断：感冒（风热型）。由于患者要求急用重药以求速效，余以疏风清热解毒之银翘白虎汤加减。

处方：金银花 20g，连翘 20g，大青叶 20g，生石膏 30g（先煎），知母 10g，黄芩 15g，芦根 15g，射干 10g，前胡 10g。水煎服，先予 1 剂观其效。

次日二诊：患者述药后身热未退，恶寒，全身酸楚乏力，诊其舌苔较前白腻，脉来浮数，延请荣远明教授会诊。荣远明教授指出，患者邪在卫气之间，以卫分风热证为主，治以疏风清热为法，以银翘散加减治之。

处方：金银花 9g，连翘 9g，桑叶 9g，荆芥 9g，薄荷 5g（后下），藿香 6g，紫苏叶 6g，炒栀子 9g，苦杏仁 6g，蝉蜕 3g，桔梗 3g。水煎服，先服 1 剂。

药后患者周身微微汗出，身热渐渐退去，恶寒、头身疼痛等症皆除，查其舌苔白，脉弦略滑。嘱其回家静养，规避风邪，不适随诊。

按语：

高热急着清热已成固定思维，加之患者要求急用重药以求速效，遂急用大剂银翘白虎汤治之，殊不知银翘白虎汤乃卫气同治之方，适合于邪热炽盛、充斥表里之证。该方运用要点为卫表证轻，里热证重。本例患者虽有高热，但邪仍在卫分，表现为恶寒发热，头身疼痛，咽痒，脉浮等卫表证，里热不显，初诊早用清气之品，致正气受戕，卫气不疏，高热不退。外感表证未罢，里证未显，最忌治里，叶天士强调"到气才可清气"寓意深远。后诊治疗重点在卫。卫分证的病理是邪在肺卫，肺气闭郁，宣降失常，并由此影响到卫外功能的失常，出现卫分证的一系列表现，治之宜宣闭开郁，选用清轻举上之品，以辛凉平剂银翘散治疗，方中用药剂量均较轻，符合"治上焦如羽，非轻不举"的原则。吴鞠通在银翘散方论中说："此方之妙，预护其虚，纯然清肃上焦，不犯中下，无开门揖盗之弊，有轻以去实之能。"本例在大队轻清而凉的药物中加少量辛温之品，取其宣闭开郁之功，《广瘟热论》指出卫分治要："不专在乎发汗，而在乎开其郁闭。"郁闭一开，邪随汗解，热随汗泄，则诸症皆除。

验案 2：李某，男，38 岁，1990 年 8 月 17 日初诊。

患者 4 天前在劳动中汗出当风，随即出现恶寒发热，头身疼痛，继则咳嗽，胸痛，咳铁锈色痰，始在当地诊所治疗（具体诊治不详），病情加重，体温逐渐升高，遂由家

荣远明

人送来住院。入院时高热无汗，咳嗽气促，胸痛，咳铁锈色痰。查体：体温 39.6℃，呼吸 27 次 / 分，脉搏 110 次 / 分，血压 14.6/8.65kpa（110/65mmHg），双肺呼吸音粗，可闻及干湿性啰音。血检：外周血白细胞 $3.2×10^9$/L，中性粒细胞百分比 94%，淋巴细胞百分比 6%。胸片示左肺中下野大片絮状阴影，边缘模糊。西医诊断：左中下肺炎。经抗感染、退热、止咳平喘、补液等处理，病情无改善，家属要求请中医会诊，荣远明教授于患者入院次日应邀会诊。诊时患者体温仍高达 39.5℃，咳嗽喘促，胸腹起伏，势如拽锯，额汗淋漓，四肢厥冷，口唇爪甲发绀，口渴烦躁，舌质紫暗，苔焦枯而黑，两手脉隐伏不现。

西医诊断：左中下肺炎。

中医诊断：高热（温邪陷肺）。

治则：清肺回阳。

方药：参附龙牡救逆汤合白虎汤加减。

西洋参 5g，熟附子 6g（先煎，久煎），生龙骨 30g（先煎），生牡蛎 30g（先煎），五味子 8g，麦冬 9g，生石膏 15g（先煎），知母 9g，山茱萸 8g，川贝母 9g，竹茹 9g，甘草 5g。1 剂，水煎服。

8 月 18 日二诊：患者药后汗敛肢温，喘促减轻，无胸腹起伏，体温降至 38.3℃，昨夜能安寐，仍口渴欲饮，舌红干，苔焦枯，脉细数而弱。此为阳回而现津伤热炽之象，改以益气养阴、清肺生津为法，投生脉散合白虎汤加减。

处方：西洋参 5g，麦冬 9g，生石膏 15g（先煎），知母 9g，川贝母 9g，竹茹 9g，甘草 5g，玄参 9g，桑叶 9g，天花粉 9g，淮山药 10g。1 剂，水煎服。

8 月 19 日三诊：体温 37.6℃，咳嗽痰多，色白黏稠，喘促渐平，口渴，精神较好，舌红，苔白腐，脉弦细数。肺热津伤未复，肺失清肃，治以清肺化痰、生津止渴为法，继以上方加减。

处方：西洋参 3g，麦冬 9g，生石膏 15g（先煎），知母 9g，川贝母 9g，竹茹 9g，甘草 5g，玄参 9g，桑白皮 9g，天花粉 9g，前胡 9g，款冬花 9g，瓜蒌仁 9g，芦根 12g，赤芍 9g。3 剂，水煎服。

8 月 22 日四诊：体温 37.5℃，无喘促胸痛，咳嗽痰白黏，口干微渴，胃口一般，大便数日未解，舌红，苔中剥脱，腐苔已减，脉细数。肺热已减，阴津未复，治以甘寒养阴、化痰通腑为法，沙参麦冬汤、增液汤化裁。

处方：沙参 20g，麦冬 9g，玄参 12g，川贝母 9g，竹茹 9g，桑白皮 9g，前胡 9g，款冬花 9g，瓜蒌仁 9g，芦根 12g，火麻仁 10g，桃仁 9g，枳壳 12g，甘草 5g。3 剂，水煎服。

8 月 25 日五诊：体温 37℃，咳嗽减，痰少，3 日来大便通畅，每日均下黑色粪便 1～2 次，食欲增加，舌质稍红，苔薄白，腐苔已退，脉细。腑气已通，津伤渐复，继用清养肺胃之法，沙参麦冬汤加减。

处方：沙参 20g，麦冬 9g，桑叶 9g，川贝母 9g，竹茹 9g，前胡 9g，款冬花 9g，瓜蒌仁 9g，生麦芽 12g，生谷芽 15g，石斛 15g，淮山药 15g，芦根 12g，丹参 9g，甘草 5g。7 剂，水煎服。

荣远明

五诊后患者一直未发热，诸症渐平。9月2日复查胸片，肺部阴影消失，外周血象正常，病愈出院。

按语：

时值夏末秋初，患者田间劳作，外感温热之邪，卫分受邪，初起恶寒发热，邪气不得及时清解，则内陷于肺，灼伤肺络，故咳嗽，胸痛，咳铁锈色痰。温热炽盛，耗竭肺津，肺津涸竭，肺失清肃，则见喘促，口渴烦躁，苔焦枯而黑。病情发展，阴损及阳，而现额汗淋漓、四肢厥冷、口唇爪甲发绀、脉隐伏不现等亡阳之象，此与西医学所谓的肺炎并发心力衰竭、休克等近似。高热伤阴多见，转为亡阳少见，前人对此种情况的论述较少，当此危重之时，益气回阳固脱虽属首要，但清热救肺亦势在必行。假如先采用急救回阳，再清肺救阴的方法，此时体内肺热炽盛，津液消灼殆尽，辛甘大热的附子一入咽，恐怕阳未回而一线之阴已竭。有鉴于此，荣远明教授治以清肺回阳兼顾，予参附龙牡救逆汤与白虎汤合方化裁。取参附龙牡救逆汤回阳固脱，白虎汤、生脉散清肺救阴，川贝母、竹茹化痰降气，如此扶正祛邪兼顾，故能迅速扭转亡阳的局面。阳回之后，治疗重点转入清肺救阴，否则有伤津劫液之弊，改以益气养阴、清肺生津为法，投生脉散合白虎汤加减，选加玄参、桑叶、天花粉、淮山药等甘寒生津之品，避免苦寒伤阴伤胃之药，使热退津生。四诊依据"肺与大肠相表里"的理论，患者数日未解大便，大肠的传导功能失常是由于肺内蕴热，肺失清肃下行的缘故。反之，如腑气不通也影响肺气不能清肃下行，郁闭化热，上逆而咳，故通腑有助于清解肺热。加润肠通便的增液汤后，腑气得通，肺热渐除，津伤渐复，继用清养肺胃之法以善后，终获痊愈。

验案 3：王某，男，6 岁，1997 年 7 月 18 日初诊。

发热、头痛、项强 4 天。家属代述：患者 4 天前饭后在烈日下坐地玩耍后发病，发热，头痛，项强，嗜睡，送至当地医院留医，脑脊液检查诊断为乙型脑炎。经西医治疗（具体不详），症状无改善，发热持续升高，家属要求请会诊。会诊时查见患儿曾服用过中药，前医先用银翘散之类辛凉解表，病情未能控制，改用甘寒之白虎汤加减治之，仍未奏效。时诊患儿体温 39.2℃，烦躁谵妄，手足厥冷，面红汗出，口渴喜冷饮，按其腹部硬满拒按，大便 4 日未解，查其舌苔黄燥，脉沉实而数。

西医诊断：乙型脑炎。

中医诊断：高热（阳明腑实）。

治则：通腑泄热，急下存阴。

方药：大承气汤加味。

生大黄 9g（后下），芒硝 15g，枳实 10g，川厚朴 6g，火麻仁 9g，黄芩 9g。1 剂，水煎服。

二诊：患儿泻下恶臭黑便甚多，泻后高热渐退，诊时体温已恢复正常，神志转清，无烦躁谵妄，腹饥索食，四肢回温，黄燥苔已去，脉象和缓，继以清热生津，调理脾胃善后。

按语：

患儿病起于饱食后感受暑温，暑温夹食，互结于中

荣远明

35

焦，形成阳明腑实证。里热熏蒸，腑气上冲，内扰心神，则发为神昏谵语。热深厥深，故手足厥冷。张风逵在《伤暑全书》中提出暑温初中末三阶段的治疗原则："暑病首用辛凉，继用甘寒，终用酸甘敛津，不必用下。"前医受乙型脑炎等于暑温的干扰，遵循暑温的治则步骤，先用银翘散之类辛凉解表，病情未能控制，改用甘寒之白虎汤加减治之，仍未奏效。究其原因，乃医者失于辨证，不知变通所致。张氏提出治疗暑温不必用下，是指常法而言。本例患儿为暑温夹胃肠积滞之阳明腑实证，仅用白虎汤只能清阳明经气分之热，不能去阳明腑有形之邪，无怪乎药后热深厥深。会诊后改投大承气汤通腑泄热，急下存阴，遂收药后热退脉静津回之效，是为知常达变也。

验案4：黄某，女，28岁，已婚，1998年5月10日初诊。

患者丈夫代述，3天前无明显诱因出现高热，体温39.4℃，伴恶寒，头痛，咽痛，在当地医院诊为病毒性感冒，经抗病毒、退热、输液等处理，发热渐退。在热退当日傍晚，患者出现神昏谵语，幻视，如见鬼状，如此状况已3天，夜见昼消，时自觉寒热，经内科详细检查化验未发现特殊情况。会诊时正值上午，患者神志尚清，细询其出现神志症状当天是否来月经，得悉当日适值月经应至而未潮，且有少腹胀满，小便正常。查其舌质紫暗，苔薄黄而润，脉沉弦。

西医诊断：病毒性感冒。

中医诊断：高热（热入血室，下焦瘀热上攻）。

治则：泄热下瘀。

方药：桃核承气汤合小柴胡汤加减。

桃仁 10g，芒硝 10g，制大黄 12g，牡丹皮 12g，柴胡 12g，黄芩 6g，王不留行 12g，法半夏 10g，生甘草 6g，栀子 6g，赤芍 8g，生姜 3 片，黑枣 3 枚，枳壳 10g，土鳖虫 10g。3 剂，水煎服。嘱咐如经行即告知。

次日下午患者家属来告，经已行，经量较多，夹杂较多大小不等的黑色血块，寒热、谵语、幻视等症减轻，嘱其守方继服。第三日经行正常，谵语、幻视及寒热未作，唯觉精神困倦，不欲多语，舌红，苔薄黄，脉沉细弦，改拟小柴胡汤和解清热。

处方：柴胡 12g，黄芩 6g，太子参 15g，法半夏 5g，生甘草 6g，栀子 6g，生姜 3 片，黑枣 3 枚，白芍 8g。3 剂，水煎服。

药后患者诸症皆愈而出院。

按语：

患者感冒高热后经水及期而不来，出现神志症状，符合《金匮要略·妇人杂病脉证并治》中所说的"妇人伤寒发热，经水适来，昼日明了，暮则谵语，如见鬼状者，此为热入血室"之证。为邪热与经血瘀结在里，瘀热上攻，心神受扰，而产生神志症状。用桃核承气汤以通瘀滞于下焦的血，小柴胡汤清解内恋之热，待经血得行，瘀滞得通，则昏谵、寒热可除，再予小柴胡汤和解清热以善后，终得痊愈。

荣远明

肺　癌

　　肺癌又称支气管肺癌，是发生于支气管上皮、支气管、细支气管及肺泡上皮等部位的恶性上皮细胞性肿瘤，是临床最常见的恶性肿瘤之一，是我国的第一大癌症。近 20 年来，肺癌的发病率和复发率呈明显的上升趋势，严重危害人类的健康。2005 年我国肺癌新发病例约 50 万例，其中男性约 33 万例，女性约 17 万例；美国肺癌新发病例估计约 17 万例，死亡约 16 万例，死亡率与发病率大致相当。在世界范围内，无论男性还是女性，肺癌均已成为癌症死亡的主要原因。肺癌中 80% 属非小细胞肺癌，肺癌一经病理确诊，80% 已为中晚期，失去手术的机会，西医治疗以化疗和放疗为主，部分患者虽有近期疗效，但缓解期短，不良反应较大，不能明显延长生存期。中位生存期一般在 6 个月左右，肺癌 5 年或以上生存率只有 5% ～ 10%，预后极差。国内外研究资料表明：中医药的治疗参与其中，可以减少肺癌复发转移概率，提高机体免疫力，提高生活质量，延长有限生存期，减轻化疗、放疗的不良反应。因此，中晚期肺癌主张多学科综合治疗，以提高疗效，延长生存期及提高生存质量。经过几十年的临床和实验探索研究，中医药及中西医结合治疗肺癌是一条重要的途径。

　　本病多属于中医学的"肺积""痞癖""咳嗽""咯血""胸痛""喘咳""肺胀"等范畴，如《素问·咳论》云："肺咳之状，咳而喘息有音，甚至唾血……而面浮肿气逆

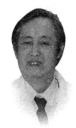

也。"《难经》有云："肺之积名曰息贲，在右胁下，覆大如杯。久不已，令人洒淅寒热，喘咳，发肺壅。"这些描述与中晚期肺癌的临床表现类似，而明代张景岳有云："劳嗽，喑哑声不能出，或喘急气促者，此肺脏之败也，必死。"则同晚期肺癌纵隔淋巴结转移压迫喉返神经导致声哑的情况相同，并已认识到其预后不佳。

【诊治经验】

（一）强调中医辨证论治

荣远明教授认为，肺癌的发病因于正气内虚，外邪入侵，致肺气壅郁不宣，气滞而血瘀；或邪毒结聚，湿热痰浊阻于肺络所致。肺癌全身属"虚"，局部属"实"，虚以阴虚、气阴两虚多见，实以气滞、血瘀、痰凝、毒聚为主，病位在肺，与脾肾关系密切，多为本虚标实之病。特别是到了中晚期，常出现虚益虚、实愈实诸证。

1. 正气虚损　肺癌为正虚在先，而后因虚致实，形成虚实夹杂之证，日久正不胜邪，最终以正虚为主，局部邪实为次。肺内积块是正气亏损，邪毒滞肺后由于气滞不行、痰凝血瘀胶结局部的病理表现。正气虚可见于以下几种情况。

（1）肺脾气虚：肺叶娇嫩，通过口鼻直接与外界相通，且外合皮毛，有"娇脏"之称。《素问·阴阳应象大论》云："天气通于肺。"肺主司呼吸，能吸清呼浊，使机体和外界进行物质交换，如《医贯·内经十二官》对肺的描述："一呼一吸，本之有源，无有穷也，乃清浊之交运，人身之橐龠。"肺吸入的自然界的清气（受于天）、脾吸收的饮食物中的精微物质（谷气）和肾中精气相结合，共同组成人体中的真气以充养机体。真气是人体一切生命活动的动力，故曰："肺主一身之气。"《素问·六节藏象论》则指出："肺者，气之本，魄之处也。"《素问·五脏生成》曰："诸气者皆属于肺。"肺癌患者痰瘀毒蕴结于肺部，引起呼吸功能减弱，影响真气的生成，从而出现体倦乏力、声低气短、自汗等全身性的气虚症状，故肺癌极易出现气虚证。而脾胃为后天之本，人体气血生化之源，肿瘤患者正气亏虚与脾胃功能失常关系最为密切。脾旺则正气充盛，脾弱则正气不足，因此，"内伤脾胃，百病由生"。《脾胃论·脾胃虚实传变论》就指出："则元气之充足，皆由脾胃之气无所伤，而后能滋养元气；若胃气之本弱，饮食自倍，则脾胃之气既伤，而元气亦不能充，而诸病之所由生也。"若肺病及脾，子耗母气，脾失健运，津液代谢障碍，水湿痰浊内聚，痰贮肺络。痰瘀胶结，又更耗气，从而致肺脾两虚；而饮食不节，"内伤脾胃，百病由生"。脾为肺母，母病及子，脾气虚损，常可导致肺气虚。由此可见肺脾两脏关系密切，互为影响，肺癌之气虚责之肺脾气虚。

（2）气阴两虚：肺为华盖之脏，位居上焦，感受外邪，首先犯肺。肺气虚弱，卫外失司，易受邪侵。肺司呼吸、主一身之气，肺脏受病，宗气不足，全身之气亦虚，并致气机通调涩滞。气虚推动无力，血行迟缓形成瘀血，亦致气不行水形成痰饮。痰凝贮肺，肺失宣降，气机郁滞，血行不利亦致瘀。肺为娇脏，不耐寒热，喜润恶燥，易为燥伤。烟毒秽气，邪热耗津，房劳伤肾，均可致肺阴不足，

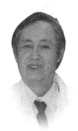

故肺脏受病，必有伤阴。《理虚元鉴》曰："凡阳虚为本者，其治之有统，统于脾也；阴虚为本者，其治之有统，统于肺也。"阴伤化热，内外邪热，更伤津液，津亏血少，脉道失充，血行瘀滞而致血瘀；阴伤化热，亦炼津为痰，痰阻气滞，气滞血瘀，日久成积。痰阻血瘀，郁而化热，更伤阴液，互为因果，恶性循环。同时肺癌患者大多屡经手术、放疗、化疗，手术中失血、化疗中剧烈呕吐、利尿均可致津血亏乏加重阴伤，而放射治疗更是"大热峻剂"，耗伤人体阴液。化疗患者由于"药毒"损伤脏腑气血，可出现胃肠道反应及骨髓抑制等不良反应，表现为气血阴液亏虚。可见气阴两虚贯穿肺癌疾病的始终。

（3）阳气亏虚：《灵枢·百病始生》云："积之始生，得寒乃生，厥乃成积也。"《素问·生气通天论》云："阳气者，若天与日，失其所，则折寿而不彰。"《素问·调经论》云："血气者，喜温而恶寒，寒则泣不能流，温则消而去之。"在阴阳的关系中，认为阳气是主要的，阳气不足，人体卫外功能就下降，百病乃生。中医学认为，肿瘤之形成与气血瘀滞、痰凝、蓄毒、饮食、体虚等有关，其中古代中医更强调了寒邪因素，使阳气受到损伤的，最严重者莫过于寒邪，阳气受伤则易形成阴证、积证。荣远明教授认为，中晚期肺癌患者出现阳虚多由气虚加重而来，或阴损及阳，以肺、脾、肾阳虚较多见。荣远明教授还认为，肺癌阳虚之本在肾，指出以五行而言，肺金为母，肾水为子，金水相生；以经脉言之，"足少阴之脉……其直者从肾上贯肝膈，入肺中"；以气机言之，"肺为气之主，肾为气之根"，

41

故肺肾两脏相济相协。

2. 邪实　肺癌的发生是由于外感、内伤各种致病因素导致痰浊瘀血内阻于肺，久则酿生癌毒。荣远明教授认为，肺积绝非短期形成，必日久气滞血凝，以气、血、痰、毒交阻而成积。早期主要表现为邪实，而正虚不明显；中晚期为虚实夹杂。邪实以痰湿、瘀血、热毒多见。综上所述，肺癌的病机为正虚邪实。正虚以气阴两虚为主，邪实以痰湿、瘀血、热毒多见。

荣远明教授指出，"肺为娇脏，喜润恶燥""肺主气"，故肺脏为病，每易耗气伤阴，导致肺气亏虚，肺阴不足。中晚期肺癌患者大多存在不同程度的伤阴耗气的病理变化，尤其是经过放化疗后，虚证更为突出，但其整体属虚，局部属实，因实致虚，因虚而实，实则不外气滞、血瘀、热毒、痰浊数端。针对此病机，以益气养阴、清热解毒、化痰祛瘀为法，临床上选用治疗肺癌的验方补肺消积饮（黄芪30g，麦冬15g，白花蛇舌草30g，半枝莲30g，桑白皮12g，苦杏仁10g，紫菀12g，浙贝母8g，三棱10g，莪术10g，鳖甲20g，三七10g）加减化裁。我们的临床研究表明，补肺消积饮配合化疗治疗中晚期非小细胞肺癌，在稳定瘤体、改善患者临床症状、减轻化疗不良反应、提高患者生存质量等方面均优于单纯化疗。方中黄芪、麦冬益气养阴润肺，白花蛇舌草、半枝莲、桑白皮清肺解毒，苦杏仁、紫菀、浙贝母润肺化痰、止咳散结，三棱、莪术、鳖甲祛瘀软坚散结，三七活血止血。荣远明教授喜用黄芪大补脾肺之气，《药性赋》谓其能补气利水，《珍珠囊》曰：

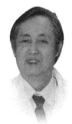

"黄芪甘温纯阳，启用有补诸虚不足，一也；益元气，二也；壮脾胃，三也。"现代药理研究证实，黄芪所含多糖APS对正常人及肿瘤患者外周血单核细胞在体外分泌肿瘤坏死因子（TNF）具有明显促进作用，其抗癌作用是通过提高肿瘤患者的免疫机能来实现的。方中的鳖甲粉末对移植实质性癌具有抑制作用，可使荷瘤小鼠MH134癌肿瘤直径显著减少，肿瘤重量也显著减轻，因此鳖甲治疗肺癌，既可软坚散结而消除癌肿，又能滋阴退热，十分切合肺癌患者常有阴虚低热的病理特点，具有消癌与扶正双重功效。白花蛇舌草具有清热解毒及消痈活血作用，故对于防治肺癌患者容易发生的肺部感染有益；更重要的是，白花蛇舌草既能直接抑制癌细胞生长，又能增强机体的免疫功能，且无明显的不良反应，同样具有消癌与扶正双重功效。综上所述，"补肺消积饮"全方既消瘤散结，又扶正固本，标本兼治，是单纯化疗所不能比拟的。近年来对"补肺消积饮"类益气养阴方的研究亦证实，益气养阴可以增强免疫功能，抑制肿瘤的增殖，诱导肿瘤细胞分化和凋亡，防治肿瘤的转移，逆转肿瘤细胞多药耐药，对放化疗有增效减毒作用。

加减：

①根据正气亏虚的不同情况加减：偏气虚，表现为体倦乏力、声低气短、自汗等全身性的气虚症状者，加人参、党参、太子参、白术、甘草等补益肺脾之气；偏阴虚，表现为咳嗽无痰或少痰，口干口渴，低热，盗汗，大便干结，舌红，苔少，脉细数者，加桑叶、沙参、玉竹、百合、女

荣远明

贞子、天花粉等养阴清热生津之品；阴血不足者加生地黄、熟地黄、白芍、当归、何首乌等滋阴养血之品；气虚发展至阳虚，或阴损及阳者，加补骨脂、淫羊藿、巴戟天等温补肾阳之药。

②区别邪实的不同情况加减：痰浊蕴肺而见咳嗽痰多，胸闷气憋，苔腻脉弦滑者，选燥湿化痰和化痰散结之品，常用半夏、南星、白芥子、海藻、昆布、牡蛎等药；痰郁化热，痰黄稠而黏，改以清热化痰药，如川贝母、瓜蒌、竹茹等；咳嗽气喘甚者予百部、枇杷叶、前胡、陈皮、枳壳、郁金等降气平喘药；热毒炽盛，壮热不退，舌红，苔黄，脉数大者，合五味消毒饮，或加鱼腥草、半枝莲、黄芩、蚤休、龙葵、石见穿等清热解毒抗癌之品。

在肺癌的非药物治疗中，荣远明教授倡导针灸疗法，认为在控制癌症疼痛、治疗癌性发热、减轻放化疗引起的不良反应等方面有独到之处。《灵枢·官能》曰："针所不为，灸之所宜。"灸法是我国最早的治病方法之一。《医学入门》曰："药之不及，针之不到，必须灸之。"灸法具有通经活络、祛湿散寒、消肿散结、回阳救逆、升提阳气的作用，可升血中之气，通气中之滞，能通诸经，而除百病。灸法治疗肿瘤历史悠久，《外台秘要》已有千金灸治疗瘰疬的方法，并说隔蒜灸适于"一切瘰疬在颈上"。此外，明代陈实功所撰《外科正宗》有用艾灸治"茧唇"（唇瘤）的记载；清代许克昌、毕法合撰的《外科证治全书》中有用黄蜡灸治"翻花疮"（皮肤癌）的记载。我们在临床上发现，温和灸患者的强壮穴位，如关元、气海、命门、足三里等，能提高肿瘤患者的免疫功能，起到稳定瘤体，防止复发、转移的作用。灸疗中脘、内关、足三里、合谷、气海等穴位，能明显减轻患者的呕吐、恶心等症，减轻化疗的不良反应，增加饮食，为肿瘤患者的进一步治疗提供了有利条件。

（二）重视中西医结合治疗

中西医结合治疗在肿瘤防治中的应用是肿瘤防治的优势和特色，在肿瘤的综合治疗中始终发挥着不可忽视的作用。

1. 手术配合中医治疗　对于围术期，荣远明教授认为，肺癌术前以邪实为主，病理因素为痰瘀、癌毒。对于术后则认为机体在切除肿瘤后，停留在脏腑、经络的痰瘀余邪及导致肿瘤形成的癌毒，并未因肿瘤切除而清除，同时手术对人体的气血阴阳造成一定程度的损伤，机体一旦外感六淫、七情内伤或饮食不节等，新邪极易引动伏邪，导致气血逆乱、阴阳失调，新旧痰瘀与癌毒互结，积聚于或脏或腑或脑或骨，遂导致临床所见的肿瘤术后转移。所以术前治疗以消瘤抗癌、缩小肿块为目的，并尽可能地为患者创造手术条件。若患者全身状况良好，正气尚能耐受，应着重于祛邪，能攻则攻，或以攻为主；术后注重培补正气，提高机体免疫功能，同时不忘清除余邪，减少复发转移。

2. 放射治疗配合中医治疗　荣远明教授指出，肺癌患者不能手术或不愿手术的，局部肿块较大影响患者生活质量，可考虑对局部病灶采用精确放疗，如三维适形放疗、放疗机器人射波刀等，由于定位精确，对周围正常组织损

荣远明

伤较小，对肿瘤杀伤力较强。放疗的同时及时有效地结合中医药减毒增效治疗，这种西医局部治疗与中医整体调理相结合的方式，可起到提高生存质量、延长生存期的效果。中医学认为，放射线是火毒之邪，耗阴伤气，火毒之邪骤然袭肺，入里化热，肺热津亏，气阴两伤，日久导致阴阳的失调。中医药与放疗配合，重在清热解毒、益气养阴，我们运用补肺消积饮化裁配合射波刀精确放疗治疗中晚期非小细胞肺癌，获得比较理想的长期生存效果。

3. 化学治疗配合中医治疗　化疗的不良反应较精确放疗要大，化疗药物对肿瘤细胞和人体生长旺盛的细胞均有杀伤力，归属于中医"药毒"范畴。"药毒"损伤脏腑气血，可出现胃肠道反应及骨髓抑制、肝肾功能损害等不良反应，表现为气血阴液亏虚诸证。我们运用补肺消积饮联合化疗治疗中晚期非小细胞肺癌 32 例，并以单纯化疗 30 例为对照，观察各组治疗前后临床症状（包括咳嗽、血痰、发热、胸痛、气短等）、瘤体大小、生存质量、化疗不良反应等指标的变化。结果表明：补肺消积饮配合化疗治疗中晚期非小细胞肺癌，在稳定瘤体、改善患者临床症状、减轻化疗不良反应、提高患者生存质量等方面均优于单纯化疗。

【验案举例】

验案 1：甘某，男，65 岁，2005 年 6 月 10 日初诊。

2004 年 12 月无明显诱因下出现咳嗽，为刺激性呛咳，痰少而白黏，无恶寒发热、头身疼痛等症，在当地医院行胸部 CT 检查，提示右肺上叶占位性病变并阻塞性肺炎。建

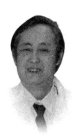

议做支气管镜检查，遂住院做纤维支气管镜，显示：右肺上叶支气管癌。病理诊断：右肺上叶支气管鳞状细胞癌Ⅱ级。西医考虑到患者年龄大，不能耐受化疗，遂只进行支持对症治疗，未有明显好转。患者为寻求中医药治疗而来诊，症见：咳嗽，咳白黏痰，胸胁胀闷，形体消瘦，神情沮丧，神疲，乏力，下肢尤甚，纳差，大便干结，舌暗红，苔少，脉弦细，沉取无力。

西医诊断：右肺上叶支气管鳞状细胞癌。

中医诊断：肺积（气阴两虚，毒瘀互结）。

治则：益气养阴，解毒化瘀散结。

方药：补肺消积饮加味。

黄芪30g，麦冬15g，白花蛇舌草30g，半枝莲30g，桑白皮12g，苦杏仁10g（打碎），紫菀12g，川贝母8g（打碎），三棱10g，莪术10g，鳖甲20g（打碎，先煎），三七10g，香附12g，郁金12g，前胡12g，枇杷叶12g，生山楂10g，炒麦芽10g，陈皮6g，沙参25g，生地黄14g，瓜蒌仁15g，白芍12g。7剂，每日1剂，水煎服。

6月18日二诊：患者药后咳嗽减轻，痰易咳出，胸闷乏力减，纳食增加，大便通畅，舌暗红，苔薄白，脉弦细，沉取无力。治守上法，上方加鱼腥草15g，龙葵15g，生牡蛎30g（打碎，先煎），以加强解毒散结之力。

如此以上方随症加减治疗两月余，复查胸部CT示右肺病灶较前缩小，患者精神、体力及饮食、睡眠、二便均可，患者坚持服药至半年后再次复查，胸部CT示右肺病灶已消除。此后多次复查胸部CT未见复发，一直生存至今。

荣远明

按语：

这是纯中医治疗获得消除肿瘤、长期健康生存效果的有效病例。患者毒瘀内蕴，热毒炼液为痰，痰瘀毒互结，肺失宣肃，则咳嗽，咳白黏痰；肝肺气机不利则胸胁胀闷；肺移热于大肠，传导失司，则大便干结；肺脾肾气阴亏虚，机体失于濡养则形体消瘦，神疲，乏力，下肢尤甚；健运失司则纳差；舌暗红，苔少，脉弦细，沉取无力均为气阴两虚、毒瘀互结之征。治遵"虚则补之""结者散之"的原则，以益气养阴、清热解毒、化痰祛瘀为法，临床上选用治疗肺癌的验方补肺消积饮加味。

该病例有两个特点是值得强调的，也是多数肺癌患者的共性。一为食欲不振。肿瘤的发生、发展及转归预后与脾胃功能关系密切。《医学心悟》中曰："更有虚人患积者，必先补其虚，理其脾，增其饮食，然后用药攻其积，斯为善治。"即是强调顾护脾胃在积证治疗中应占首要地位。脾胃为后天之本，人体气血生化之源，肿瘤患者正气亏虚与脾胃功能失常关系最为密切。脾为肺母，母病及子，脾气虚损，常可导致肺气虚，这在肺癌患者表现得尤为突出。荣远明教授指出，肿瘤患者无论分期早晚，脾胃功能尚可者易治，生存期长；脾胃功能差者难治，预后不佳，生存期短。符合前人"有胃气则生，无胃气则死"的观点。强调在肿瘤治疗中应时时顾护脾胃，即使患者尚未出现脾胃功能障碍，也加用一二味调胃之品，特别是有侵犯脾胃趋势的肿瘤，如肝癌、肺癌等，健脾胃之药更应提早使用。所以本例在治疗过程中加入健脾消食之品，俾使中土健运，生化之源不竭，气血充足，"养正则积自消"。二为神情沮丧，情志抑郁。国内外的研究发现，心理因素同癌症的诱发、恶化、康复的联系相当紧密。患者的心理情绪变化初期表现为对癌症的怀疑、否定、恐惧，以后表现为怨恨、沮丧、焦虑、抑郁和对抗治疗，这在老年患者尤为突出，可能与老年人对躯体疾病和精神挫折的耐受力日趋减退，遭受各种各样心理应激的机会越来越多及治疗后不良反应重有关。负性精神心理因素长期作用于人体，将导致中枢神经系统功能及内分泌功能失调，削弱机体免疫功能，促进癌症的发生、发展及恶化。荣远明教授尤其重视精神情志因素对肿瘤患者的影响，强调中医不仅要治病，更重要的是治人。心主神志，肝主疏泄，调畅情志，故解除负性精神心理因素主要从心肝论治，对于癌症患者来说，最重要的是使其保持心态平和与情绪稳定，如此方能保持机体免疫功能稳定，防止癌症复发转移。主张早期进行心理干预，对其做心理疏导，帮助其调畅情志，从而使其保持心态平和与情绪稳定。本例患者从初诊开始即对其进行心理干预，使其放下心理包袱，配合治疗。同时在中药中加用疏肝解郁之品以助肝气调达舒畅，随着病情的改善，患者心情舒畅，主动配合治疗。正是注重解决了以上两方面的问题，再配合中医辨证论治，最终取得较为满意的疗效。

验案2：江某，男，70岁，2009年12月10日初诊。

2009年12月5日患者单位体检时胸片提示左上肺阴影，在当地医院复查肺CT示左上肺占位性病变，大小约

2cm×2cm×4cm，左下肺、右中肺及纵隔淋巴结转移。留医做左上肺占位性病变经皮肺穿刺病理组织活检，提示为左上肺低分化腺癌。B超检查肝、胆、脾、胰、双肾、肾上腺未见异常，头颅CT平扫未发现转移灶。患者自觉无任何不适，拒绝手术及放化疗，只要求中医药治疗。饮食、二便及睡眠均可。无咳嗽、咳痰、胸痛、气促及恶寒、发热等症，形体消瘦，舌质暗红，舌苔薄白，脉沉弦细略滑。

西医诊断：左上肺低分化腺癌并双肺及纵隔淋巴结转移。

中医诊断：肺积（气阴两虚，痰毒瘀互结）。

治则：益气养阴，化痰解毒，祛瘀散结。

方药：补肺消积饮加减。

太子参30g，麦冬15g，白花蛇舌草30g，半枝莲30g，桑白皮12g，苦杏仁10g（打碎），紫菀12g，川贝母8g（打碎），三棱10g，莪术10g，鳖甲20g（打碎，先煎），玄参15g，生牡蛎30g（打碎，先煎），三七10g，香附12g，郁金12g，陈皮6g，生地黄14g，瓜蒌仁15g，白芍12g，丹参15g，鱼腥草15g，龙葵15g。每日1剂，水煎服。

中成药：复方斑蝥胶囊3粒，每日3次，内服。消癌平片4片，每日3次，内服。

上述基本方药不变，随症加减，中成药坚持服用。3个月后复查肺CT示左上肺病灶较前缩小，其余转移病灶与前片比较无改变。复查B超检查肝、胆、脾、胰、双肾、肾上腺未见异常，头颅CT平扫未发现转移灶。患者自觉无任何不适，饮食、二便及睡眠均可。每月定期回来复查，一直存活至今，仍坚持服药治疗。

按语：

该例患者病理诊断为左上肺低分化腺癌。低分化腺癌一般恶性程度较高，极易通过血行及淋巴道转移而出现远处和全身多处转移，患者就诊时就已出现双肺及纵隔淋巴结转移。按常规如此病情，即使进行规范的西医综合治疗，也不能保证病情不进展，更何况未进行规范的西医综合治疗。然而事实证明，患者只采用中医药治疗却取得原发病灶缩小，带瘤生存至今的良好效果，尽管生存时间还不算长，是否长期生存还有待观察，但治疗成效还是鼓舞人心的。

患者一般情况尚可，无任何自觉症状，中医辨证全凭舌象和脉象，尤其是脉象。其舌质暗红是毒瘀内蕴之征，而脉象则传达更丰富的诊断信息。脉诊一直是中医的重要诊法之一，脉诊作为别阴阳、辨脏腑、论虚实、断病机与定治则的根据之一，在辨证求因、审因论治过程中起着重要的作用，特别是在无症可辨之时，脉诊显得尤为突出。患者脉沉，沉脉是机体气血趋向于内的表现，主里证。沉脉重在辨别虚实，沉而有力既是正盛的表现，又是邪实的表现，属于实证；沉而无力之脉只能反映正气虚弱，不能说明邪气不实。荣远明教授认为，肿瘤患者多为沉而无力之脉，属于正虚邪实之证，本例即是如此。同时指出该例患者弦细滑之脉也是肿瘤患者常见的脉象。细脉在《三因极一病证方论》中有云："细为气血俱虚，为病在内，为积，为伤湿。"《诊家正眼》则云："细主气衰，诸虚劳损。"弦脉

荣远明

在《脉如》中解释云："弦脉主诸疟，支饮，悬饮，头痛，膈痰，寒热，癥瘕。"《脉学阐微》则云："另有停食痰饮，癥瘕积聚，脉亦多弦。"关于滑脉，《三指禅》指出："滑主痰饮，浮滑风痰，沉滑食痰，滑数痰火。"弦滑脉在《脉如》中有云："至于虚损多弦滑之脉，阴虚而然也。"《古今医统大全》则云："弦滑为痰，弦细少气。"综上所述，沉弦细滑之脉为气阴不足，毒热灼津炼液为痰，痰毒停蓄为积之表现。治遵"虚则补之""结者散之"的原则，以益气养阴、清热解毒、化痰祛瘀散结为法，临床上选用治疗肺癌的验方补肺消积饮加减，配合使用复方斑蝥胶囊、消癌平片以加强解毒抗癌之功，取得较为满意的疗效。

验案3：刘某，男，41岁，2008年9月15日初诊。

2008年4月受凉后出现咳嗽，胸痛，发热恶寒，无咯血，在当地医院做胸片提示左上肺占位性病变，继查肺CT示左上肺周围性肺癌，建议手术治疗，于当月行左上肺肺癌手术治疗，术后病理为左上肺低分化腺癌，术后化疗两个周期后复查发现左肾上腺及脑转移，换方案继续化疗两个周期，病情无改善，患者不愿继续化疗，要求中医药治疗，于2008年9月15日来诊。就诊时患者时有咳嗽，咳白黏痰，头晕，头胀痛，行走不稳，腰膝酸软，大便干结，夜寐欠佳，纳食尚可，舌质暗，边尖红，苔薄黄，脉沉弦细略滑。

西医诊断：左上肺低分化腺癌并左肾上腺及脑转移。

中医诊断：肺积（气阴两虚，痰毒瘀互结）。

治则：益气养阴，补益肝肾，化痰解毒，祛瘀散结。

方药：补肺消积饮合杞菊地黄丸加减。

太子参 30g，麦冬 15g，枸杞子 12g，菊花 12g，淮山药 12g，蔓荆子 12g，山茱萸 12g，蜈蚣 1 条，白花蛇舌草 30g，半枝莲 30g，桑白皮 12g，苦杏仁 10g（打碎），紫菀 12g，川贝母 8g（打碎），三棱 10g，莪术 10g，鳖甲 20g（打碎，先煎），玄参 15g，生牡蛎 30g（打碎，先煎），三七 10g，香附 12g，郁金 12g，陈皮 6g，生地黄 24g，牡丹皮 12g，瓜蒌仁 15g，白芍 12g，丹参 15g，海藻 20g，鱼腥草 15g，龙葵 15g。每日 1 剂，水煎服。

脑及左肾上腺转移病灶建议做射波刀治疗，具体治疗方案和剂量由射波刀医生操作。

以上述基本方随症加减，配合局部病灶的射波刀治疗，3 个月后复查头颅 CT 及左肾上腺 CT，转移病灶已消除，肺部和全身其他部位未见复发和转移病灶。患者稍咳无痰，头晕、头胀痛减轻，饮食、二便及睡眠可，舌质暗，苔白，脉沉弦细。继守上方加减，坚持服用至今，多次复查全身，未发现肿瘤复发及转移征象，患者偶有头晕及咳嗽，其余未见异常。

按语：

患者为左上肺低分化腺癌术后左肾上腺及脑转移，经化疗 4 个周期，效果不佳，患者无法耐受继续化疗而寻求中医药治疗。经手术和化疗，患者的肺、肝、肾之气阴俱损，痰瘀毒互结。肺气阴不足，清肃失职，故咳嗽、咳白黏痰；肺与大肠相表里，肺气不降，大肠传导失司，则大便干结；肝肾阴虚，痰瘀毒内阻，清窍不利，故见头晕，

荣远明

头胀痛，腰膝酸软；舌质暗，边尖红，苔薄黄，脉沉弦细略滑均为气阴两虚、痰毒瘀互结之征象。其左肾上腺及脑转移的病机中医辨证属于肝肾阴虚，痰瘀毒内阻。治以益气养阴、补益肝肾、化痰解毒、祛瘀散结为法，补肺消积饮合杞菊地黄丸加减。考虑到低分化腺癌患者病情进展迅速，转移快，而药物不易通过血脑屏障发挥作用，脑转移的病灶如得不到及时控制可能会危及生命。有鉴于此，荣远明教授主张在中医药辨证论治以治本的同时，对转移病灶配合适量的精确放疗，以加强治标的作用，如此标本兼治，使患者得到最大程度的受益。精确放疗首选射波刀，它是世界上唯一采用实时影像引导技术和机器人操纵直线加速器自动化、智能化放疗的放射外科治疗设备。在照射治疗中能连续实时影像追踪检验、修正靶区体位和肿瘤的移动，实时追踪随呼吸活动变化的肿瘤，实施导弹追踪，实现最精确的治疗，治疗精准度高，机械精度0.2mm，临床总精度为固定的肿瘤病灶0.5mm、移动的肿瘤病灶1.5mm。对正常组织细胞损伤小，在精确放疗期间，始终配合中药治疗，所以放疗的不良反应和并发症非常轻。射波刀精确放疗加荣氏中药疗法可起到提高生存质量、延长生存期的效果，实践证明是行之有效的。

肝　癌

原发性肝癌（PLC）是常见的恶性肿瘤之一，全世界

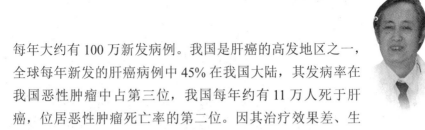

每年大约有100万新发病例。我国是肝癌的高发地区之一，全球每年新发的肝癌病例中45%在我国大陆，其发病率在我国恶性肿瘤中占第三位，我国每年约有11万人死于肝癌，位居恶性肿瘤死亡率的第二位。因其治疗效果差、生存期短、死亡率高而冠有"癌王"之称。

肝癌属中医肝积、积聚、癥瘕、痞气等范畴。其病因在《诸病源候论》中提到："积聚者，由阴阳不和，脏腑虚弱，受于风邪，搏于脏腑之气所为也。"《卫生宝鉴》也说："凡人脾胃虚弱或饮食过常或生冷过度，不能克化，致成积聚结块。"由此可见，其病因乃为正虚的基础上感受外邪而致，正所谓"邪之所凑，其气必虚"。由于七情内伤，饮食失调，复感六淫疫毒等外邪，使机体阴阳气血失调，脏腑气血亏虚，尤其是脾肾二脏虚损，脾失健运，不能运化水谷精微，肾失纳气，不能温化精液，而导致痰结、湿浊、气滞、血瘀、郁热等病理产物相搏，聚于肝脏而成有形之肝癌。其病机的特点是本虚而标实，即正气亏虚为本，气滞、血瘀、痰凝、湿热或阴毒结聚为标。

【诊治经验】

(一)强调中医辨证论治

荣远明教授通过长期对恶性肿瘤中医理论的深入探讨和临床实践体会，对原发性肝癌提出了癌毒发病的观点。临床上同样身体虚弱，有的患癌，有的不患，更有的人身体强壮无任何气血阴阳虚证的表现也患癌症，原因在于患癌的人体内癌毒蓄积到了致癌的程度，体内的抗癌力在与癌毒的消长抗争中逐渐被消耗殆尽。因此，原

荣远明

发性肝癌的发生是由癌毒力量的强弱来决定的，是典型的
因病致弱、因实邪致正虚，是本虚标实。其病机特点为
"毒""瘀""虚"，而"癌毒"贯穿于肝癌疾病发展的整个
过程。

由此可见原发性肝癌病机的复杂性，单一治法往往
难以取得十分满意的效果。为此，荣远明教授提出肝癌治
疗三大法则：祛邪扶正，调整阴阳，三因制宜（三因指时
节、人体、地域）。治法具体为清热解毒、化瘀散结、疏肝
健脾、益气补肾四法并用，即"欲调其气、去其邪、导其
势而使其平"。方用自拟益肝消瘤方（柴胡 10g，郁金 10g，
党参 15g，茯苓 15g，白术 10g，白芍 15g，当归 15g，川
芎 10g，牡丹皮 12g，桃仁 10g，三棱 20g，莪术 20g，陈
皮 12g，半夏 15g，鳖甲 20g，土鳖虫 6g，昆布 15g，海藻
15g，半枝莲 30g，白花蛇舌草 30g）为基本方。加减：气
虚甚者，去党参，加红参 10g，黄芪 20g；有黄疸者，加茵
陈 20g，田基黄 20g；呕逆者，加旋覆花 12g（包煎），竹茹
12g；腹胀者，加枳壳 10g，厚朴 12g，木香 10g；有腹水
者，加牛膝 12g，大腹皮 12g，商陆 10g；局部疼痛剧烈者，
加延胡索 12g，蒲黄 12g；口干渴甚者，加沙参 12g，麦冬
12g；便秘者，加瓜蒌 12g，郁李仁 12g。每日 1 剂，常规
水煎服，30 天为 1 个疗程。

外治法：局部疼痛明显者，用三黄止痛膏（大黄、黄
柏、姜黄、蟾酥、麝香、冰片、马钱子、红花、乳香、没
药、桃仁、当归、血竭、细辛、蚤休、山慈菇、莪术、全
蝎、蜈蚣、桂枝等组成），贴敷在肿瘤局部或疼痛部位，每

日1次。

（二）重视中西医结合治疗

荣远明教授治疗中晚期肝癌，除辨证论治、内外合治外，还注重中西医结合疗法的应用。荣远明教授根据中晚期肝癌不同阶段的临床表现，结合经皮穿刺肝动脉插管灌注化疗栓塞术（TACE）、氩氦刀、化疗三种治疗技术的特点，分别采用中药联合TACE、氩氦刀、化疗等不同的综合治疗模式进行中晚期肝癌的个体化综合治疗，并取得了较好的临床效果。

1. 中药联合TACE、氩氦刀方案　对一般情况较好，有局部治疗机会，而局部治疗又同时适合于TACE及氩氦刀序贯治疗的中晚期肝癌患者采用"中药联合TACE、氩氦刀方案"治疗。

（1）TACE操作步骤：采用常规Seldinger法，经皮股动脉穿刺插管，在数字减影（DSA）下行腹腔动脉和肠系膜上动脉造影，明确肿瘤的供血动脉后，将导管进一步超选到供瘤动脉，先将超液化碘油10～30mL与平阳霉素8mg+健择800mg+顺铂$60mg/m^2$混悬后注射栓塞，最后以明胶海绵颗粒栓塞。注药完毕后，再行DSA造影。术后常规予止血、抗生素、止吐及保肝护肝治疗。根据肿瘤情况，给予1～4次TACE治疗，每次间隔时间2～3周。

（2）氩氦刀治疗操作方法：本组氩氦刀消融治疗所采用的氩氦刀仪器为美国第三代Cryocare氩氦刀手术系统（4刀型）。治疗时，根据CT扫描定位，并结合B超实时监测进行手术。按需要摆体位，结合肿瘤大小选择不同规格的

57

超导刀（单刀或数刀组合），按设计的进针点、进针方向及进针深度于局麻下将冷冻刀头插入瘤体预定位置，先开启冷冻主机，刀尖区域30秒内降至-130℃以下。冷冻持续15分钟，在B超监测下，理想的冰球范围应超过肿瘤边缘1cm，保证病灶被完全包括在冷冻有效范围内，然后切换氩气复温至20～40℃。重复以上冷 - 热循环，结束复温操作后，拔除氩氦刀，将止血绫填塞肿瘤穿刺针道。术后常规予止血、抗生素及保肝护肝治疗。肿瘤直径大于10cm者需分两次手术（第二次手术一般在第一次手术后两周左右进行）。

（3）中药治疗采用自拟益肝消瘤方：柴胡10g，郁金10g，党参15g，茯苓15g，白术10g，白芍15g，当归15g，川芎10g，牡丹皮12g，桃仁10g，三棱20g，莪术20g，陈皮12g，半夏15g，鳖甲20g，土鳖虫6g，昆布15g，海藻15g，半枝莲30g，白花蛇舌草30g，甘草10g。加减：气虚甚者，去党参，加红参10g，黄芪20g；有黄疸者，加茵陈20g，田基黄20g；呕逆者，加旋覆花12g（包煎），竹茹12g；腹胀者，加枳壳10g，厚朴12g，木香10g；有腹水者，加牛膝12g，大腹皮12g，商陆10g；局部疼痛剧烈者，加延胡索12g，郁金12g；口干渴甚者，加沙参12g，麦冬12g；便秘者，加瓜蒌12g，郁李仁12g。每日1剂，常规水煎服，30天为1个疗程。

2. 中药联合氩氦刀及化疗方案　对一般情况较好，有局部治疗机会，而局部治疗仅适合于做氩氦刀治疗的中晚期肝癌患者采用"氩氦刀联合GP方案化疗及中药方案"

治疗。

（1）氩氦刀治疗方法同前述。

（2）化疗采用 GP 方案：健择 $1.0\sim1.6g$，d_1、d_8+ 草铂 $100\sim200mg$，d_1，全身化疗，28 天为 1 个周期，共 $4\sim6$ 个周期。化疗期间辅以支持、对症治疗并注意血象及肝肾功能变化。

（3）中药治疗采用自拟抗癌方：太子参 10g，山药 15g，天冬 12g，天花粉 12g，生赭石 15g，赤芍 12g，白芍 15g，鳖甲 15g，桃仁 10g，红花 10g，夏枯草 15g，生黄芪 30g，枸杞子 30g，焦三仙 30g，泽泻 12g，猪苓 15g，三七粉 3g（冲服）。加减：白细胞低者，加紫河车 10g，黄精 15g，阿胶 10g（烊化）；有黄疸者，加茵陈 20g，田基黄 20g；呕逆者，加旋覆花 12g（包煎），生姜 15g，竹茹 12g；腹胀者，加枳壳 10g，木香 10g；有腹水者，加牛膝 12g，大腹皮 12g，商陆 10g；口干渴甚者，加沙参 12g，麦冬 12g；便秘者，加瓜蒌 12g，郁李仁 12g。每日 1 剂，常规水煎服，30 天为 1 个疗程。

3. 中药联合 TACE 方案　对一般情况较好，有局部治疗机会，而局部治疗仅适合于 TACE 治疗的中晚期肝癌患者采用"中药联合 TACE 方案"治疗。

（1）TACE 的治疗方法同前述。

（2）中药治疗采用八珍汤加味方：党参 15g，黄芪 20g，茯苓 15g，白术 10g，甘草 10g，川芎 10g，当归 15g，熟地黄 15g，白芍 15g，丹参 15g，红花 10g，柴胡 10g，郁金 10g，陈皮 12g，半夏 12g，昆布 12g，海藻 12g，半枝莲 20g，白花蛇舌草 20g。加减：气虚甚者，去党参，加红参 10g；有黄疸者，加茵陈 20g，田基黄 20g；呕逆者，加旋覆花 12g（包煎），竹茹 12g；腹胀者，加枳壳 10g，厚朴 12g，木香 10g；有腹水者，加牛膝 12g，大腹皮 12g，商陆 10g；局部疼痛剧烈者，加延胡索 15g；口干渴甚者，加沙参 12g，麦冬 12g；便秘者，加瓜蒌 12g，郁李仁 12g。每日 1 剂，常规水煎服，30 天为 1 个疗程，中药治疗在 TACE 治疗开始同时进行。

4. 中药联合化疗方案 对失去局部治疗机会而又适合做化疗的晚期肝癌患者采用"中药联合化疗方案"。

（1）化疗采用 GP 方案：吉西他滨 $800 \sim 1000mg/m^2$、$d_{1、8}$，顺铂 $75mg/m^2$、d_2，外周静脉滴注，21 天为 1 个周期，共 4 个周期。合并门脉癌栓者配合口服优福啶，每次两片，每日 3 次，21 天为 1 个周期。化疗期间辅以支持、对症治疗并注意血象及肝肾功能变化。

（2）中药治疗采用参黄汤：生黄芪 30g，党参 20g，白术 10g，紫河车 15g，女贞子 15g，菟丝子 12g，当归 10g，鸡血藤 20g，赤芍 15g，丹参 30g，薏苡仁 30g，鳖甲 10g，三棱 20g，莪术 20g。每日 1 剂，水煎分早晚两次服，14 天为 1 个疗程，与化疗周期同步，中药治疗在 GP 方案治疗前 3 天开始进行。

【验案举例】

验案 1：梁某，男，51 岁，工人，2002 年 7 月 3 日初诊。

肝癌术后 6 个月，复发伴疼痛、黄疸 2 个月。6 个月前因确诊原发性肝癌在外院行手术切除治疗，术后恢复良好。术后 1 个月曾行 1 个周期的化疗，后因反应严重而未再继续化疗。两个月前，右上腹部出现疼痛，以胀痛为主，呈阵发性发作，伴黄疸，皮肤瘙痒，消瘦乏力，倦怠短气，腹胀纳少，心烦易怒，发热口渴，口干苦，胁肋胀痛灼热，大便溏烂，尿黄短。查体：慢性病容，身目黄疸，黄色鲜明，腹平、软，肝脾肋下未触及，肝区叩痛（+），移动性浊音（+），双下肢轻度凹陷性水肿。舌红，苔黄腻，脉弦数。既往有慢性乙型肝炎病史 20 余年。甲胎蛋白（AFP）为 1022ng/L，总胆红素 106μmol/L。复查 CT 提示肝癌术后复发（癌灶靠近肝门区，约 4.5cm×6cm）。

西医诊断：原发性肝癌术后复发。

中医诊断：肝积（肝瘀脾虚，肝胆湿热）。

治则：清热利湿，疏肝健脾，益气补肾，化瘀散结。

方药：自拟益肝消瘤方加味。

柴胡 10g，郁金 10g，党参 15g，茯苓 15g，白术 10g，白芍 15g，当归 15g，川芎 10g，牡丹皮 12g，桃仁 10g，三棱 20g，莪术 20g，陈皮 12g，半夏 15g，鳖甲 20g，土鳖虫 6g，昆布 15g，海藻 15g，半枝莲 30g，白花蛇舌草 30g，茵陈 20g，大黄 10g，栀子 15g，田基黄 20g，虎杖 15g，延胡索 12g，蒲黄 12g。30 剂，每日 1 剂，水煎分两次内服，随症加减。

外治法：用三黄止痛膏（大黄、黄柏、姜黄、蟾酥、麝香、冰片、马钱子、红花、乳香、没药、桃仁、当归、血竭、细辛、蚤休、山慈菇、莪术、全蝎、蜈蚣、桂枝等组成）贴敷在疼痛部位，每日 1 次。

荣远明

61

二诊：内外合治 30 天后黄疸及疼痛、腹胀、乏力等症较前减轻，大便溏烂，小便黄，双下肢水肿已消失。复查甲胎蛋白 863ng/L，总胆红素 68μmol/L。守上方再进30 剂。

三诊：经过两个疗程的治疗，黄疸消退，面色转红润，诸症消失，仍略倦怠短气，大便质软，1 日 1 解，小便黄。舌质淡，舌苔薄微黄，脉弦细。复查 B 超提示肝癌灶大小为 4.5cm×4cm。守上方去茵陈 20g，大黄 10g，栀子15g，田基黄 20g，虎杖 15g，延胡索 12g，蒲黄 12g，加黄芪 30g，守上方再进 30 剂。停用三黄止痛膏外敷。

经上述方法治疗 90 天，患者诸症消失，精神及体力恢复正常，体重增加，纳可，二便调，查体肝肋下未触及。复查 B 超提示肝癌灶大小为 3cm×3.5cm，甲胎蛋白476ng/L。

后守上方治疗满半年。复查 B 超提示癌灶已经消失，甲胎蛋白降至正常。嘱患者间断服用上方维持，以巩固疗效。随访 1 年，病情稳定，无新发病灶。

按语：

肝癌为正虚的基础上感受外邪而致，其病机特点为"毒""瘀""虚"。中医具体治法为清热解毒、化瘀散结、疏肝健脾、益气补肾四法并用。本案证属肝瘀脾虚，肝胆湿热，选用自拟益肝消瘤方加减治疗。方中柴胡、郁金、党参、茯苓、白术健脾利湿，益肝补肾；白芍、当归、川芎、牡丹皮、桃仁、三棱、莪术化瘀散结，消肿止痛；陈皮、半夏、鳖甲、土鳖虫、昆布、海藻、半枝莲、白花蛇

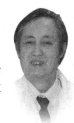

舌草化痰软坚，清热解毒。诸药合伍，共奏健脾利湿、益肝补肾、化瘀散结、清热解毒之功。现代研究证实疏肝健脾、益气补肾中药有增强机体免疫功能的作用；当归、川芎、牡丹皮、桃仁、三棱、莪术等活血化瘀药具有阻止癌细胞聚集，防止癌细胞复发、转移的作用；半枝莲、白花蛇舌草等则具有直接抗肿瘤作用。

外治方三黄止痛膏中，黄柏、山慈菇、马钱子、蟾酥清热解毒；桂枝、姜黄、细辛温经通络；麝香、冰片芳香开窍，引药直达病灶；大黄、红花、乳香、没药、桃仁、当归、血竭、蚤休、莪术、全蝎、蜈蚣等化瘀散结，消肿止痛。诸药合用，共奏化瘀散结、消肿止痛、清热解毒之功。

本案中医内治与外治相结合，药证相符，故获良效。

临证之际还应注意到，肝癌患者多数与乙型肝炎病毒感染有关。所以，积极防治乙肝，尤其是切断乙型慢性活动性肝炎向肝癌发展是防治肝癌的突破口。

验案 2：李某，男，44 岁，干部，2005 年 10 月 11 日初诊。

反复右上腹部胀痛伴消瘦 5 个月。5 个月前开始出现右上腹部胀痛，初为隐痛，阵发性发作，后疼痛逐渐加重，伴消瘦乏力，倦怠短气，腹胀纳少，进食后胀甚，口干不喜饮，大便溏烂，小便黄短。查体：慢性病容，皮肤巩膜无黄染，右上腹饱满，右肋 3 横指下可触及重大质硬的肝肿块，肝区叩痛（++），移动性浊音（-），双下肢无水肿。舌质胖，舌苔白，脉弦细。既往有慢性乙型肝炎病史 13

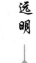

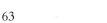

年。B超检查提示肝右叶有一大小约 11.5cm×9cm 的肝占位，边界清楚，甲胎蛋白（AFP）为 520ng/L。

西医诊断：原发性肝癌。

中医诊断：肝积（肝瘀脾虚）。

西医治疗：先行 TACE 治疗 1 次，术后 2 周肝功能恢复正常，继予行氩氦刀治疗 1 次。

中药治疗：在 TACE 治疗开始同时进行。

治则：疏肝健脾，益气补肾，化瘀散结。

方药：自拟益肝消瘤方加减。

柴胡 10g，郁金 10g，党参 10g，茯苓 15g，白术 10g，白芍 15g，当归 15g，川芎 10g，牡丹皮 12g，桃仁 10g，三棱 20g，莪术 20g，陈皮 12g，半夏 15g，鳖甲 20g，土鳖虫 6g，昆布 15g，海藻 15g，半枝莲 30g，白花蛇舌草 30g，黄芪 20g，延胡索 12g，蒲黄 12g。30 剂，每日 1 剂，水煎分两次内服，随症加减。

二诊：中西医合治 30 天后，疼痛、腹胀、乏力等症较前减轻，体重稳定，气力增加。复查甲胎蛋白 116ng/L，肝功能正常。守上方再进 30 剂。

三诊：经过两个疗程的治疗，面色转红润，肝区疼痛及腹胀已基本消失，饮食有味，时有口干，大便质软，1～2 日 1 解，小便黄。舌质淡，舌苔薄微黄，脉弦细。复查 CT 示肝原癌灶大小为 7.5cm×6cm，CT 值为 42Hu，增强后癌灶 CT 值为 46Hu，无新生病灶出现。复查甲胎蛋白 35ng/L，肝功能正常。守上方去延胡索 12g，蒲黄 12g，加沙参 12g，麦冬 12g，再进 30 剂。

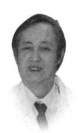

　　经上述方法治疗 90 天，患者诸症消失，精神及体力恢复正常，体重增加，纳可，二便调，查体肝肋下未触及。复查 CT 示肝原癌灶大小为 5.5cm×3cm，CT 值为 38Hu，增强后癌灶 CT 值为 45Hu，无新生病灶出现。复查甲胎蛋白 24ng/L，肝功能正常。后守上方坚持治疗半年，随访 1 年，病情稳定，原癌灶已经完全吸收，无新发癌灶出现。

　　按语：

　　本案证属肝瘀脾虚，选用自拟益肝消瘤方加减治疗。自拟益肝消瘤方中柴胡、郁金、党参、茯苓、白术疏肝健脾，益气补肾；白芍、当归、川芎、牡丹皮、桃仁、三棱、莪术活血化瘀；陈皮、半夏、鳖甲、土鳖虫、昆布、海藻、半枝莲、白花蛇舌草化痰软坚，清热解毒。全方共奏疏肝健脾、益气补肾、活血化瘀、化痰软坚、清热利湿之功。现代药理研究证实疏肝健脾、益气补肾中药有增强机体免疫功能的作用；当归、川芎、牡丹皮、桃仁、三棱、莪术等活血化瘀药具有阻止癌细胞聚集，防止癌细胞复发、转移的作用；半枝莲、白花蛇舌草等则具有直接抗肿瘤作用。

　　临证之际，应根据临床证候变化进行灵活加减，方获佳效。同时还应注意到肝癌既是由于痰结、湿聚、气滞、血瘀、郁热等相搏而成，反之肝癌又可进一步损伤脏腑气血功能，使本已虚衰的脏腑气血功能虚衰更甚，导致肝癌病机变得更加错综复杂，给治疗带来极大的困难，这也是肝癌为何难以治愈的主要因素。有鉴于此，针对已经形成巨块有形癌肿的中晚期肝癌，若单独应用中药辨证施治，唯恐难以完全取得良效，需配合西医 TACE 及氩氦刀局部

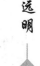

荣远明

微创介入治疗，使巨块癌灶在短期内能迅速被消融灭活，最大程度地减轻肿瘤负荷，从而减轻癌块对机体脏腑气血功能的进一步损害，为综合疗效提高创造先决条件。经皮穿刺肝动脉插管灌注化疗栓塞术（TACE）已成为国际公认的治疗中晚期原发性肝癌的首选疗法之一，而氩氦刀也是近年来成功运用于中晚期肝癌的局部靶向微创冷冻外科技术。两者作用互补，使肝癌局部治疗效果更为彻底。但TACE及氩氦刀治疗也会导致机体出现一些不良反应，如术后出现肝功能损害，化疗药导致骨髓功能抑制及消化道反应等。所以配合中药自拟益肝消瘤方同时治疗，既可减轻TACE及氩氦刀治疗带来的不良反应，增加化疗敏感性，又可通过自拟益肝消瘤方本身的独特作用，在一定程度上能阻断和消除肝癌形成的因素，对提高综合疗效、防止癌肿的转移和复发方面有着重要的作用。

验案3：秦某，女，62岁，退休干部，2003年11月21日初诊。

右上腹胀痛反复6月余。6个月前始出现右上腹胀痛，伴胸闷欲呕，纳少，口干不喜饮，大便先硬后溏，小便黄短，体重减轻约6kg。查体：慢性病容，皮肤巩膜无黄染，腹平、软，肝肋下3cm可触及，肝区叩痛（++），移动性浊音（±），双下肢轻度凹陷性水肿。舌暗淡，苔薄微黄，脉弦细涩。既往有慢性乙型肝炎病史15年。CT检查提示肝右前叶有一大小约6cm×8cm的肝占位，边界不清楚，甲胎蛋白（AFP）为89ng/L。肝占位活检穿刺组织病理报告为肝细胞肝癌。

西医诊断：原发性肝癌。

中医诊断：肝积（肝肾阴虚，气滞血瘀）。

西医治疗：先行氩氦刀治疗1次，术后4个周开始用GP方案全身化疗4个周期。

中药治疗：在氩氦刀治疗开始同时进行。

治则：滋阴补肾，疏肝健脾，活血散瘀。

方药：自拟抗癌方。

太子参10g，山药15g，天冬12g，天花粉12g，生赭石15g，赤芍12g，白芍15g，鳖甲15g，桃仁10g，红花10g，夏枯草15g，生黄芪30g，枸杞子30g，焦三仙30g，泽泻12g，猪苓15g，三七粉3g（冲服）。每日1剂，常规水煎服，30天为1个疗程。

经上述方法治疗半年，患者诸症消失，精神及体力恢复正常，体重增加，复查CT示肝原癌灶大小为3cm×5cm，增强后CT值为42Hu，提示肿瘤为坏死组织，无新生病灶出现。复查甲胎蛋白27ng/L，肝功能正常。后守上方坚持治疗两年，复查癌灶已经完全消失。随访3年，病情稳定，无新发癌灶出现。

按语：

本案证属肝肾阴虚，气滞血瘀，选用自拟抗癌方治疗。方中太子参、山药培中养胃，防止开破之药损伤脾胃；生赭石生新凉血，镇逆降气，引瘀下行；天冬、天花粉生津凉血，且能护胃液，以防开破之药其力猛峻；桃仁、红花、赤芍、鳖甲活血化瘀，消肿通络止痛；猪苓、泽泻利水化瘀；生黄芪、枸杞子益肝补肾；焦三仙健脾和胃。全方共

荣远明

67

奏调气、化瘀、利水之功，使瘀血去、水湿利而气调积消，切中病机，从而达到治病求本的目的。本方在与化疗同时应用时，尚可根据化疗中出现的各种不良反应进行加减，以达到提高机体免疫力、减轻化疗不良反应、增加化疗敏感性的目的，使化疗得以系统实施，从而提高综合疗效。

验案4：刘某，男，48岁，工人，2006年1月5日初诊。

右胁痛反复3个月。3个月前开始出现右胁部胀痛，后逐渐加重，伴消瘦乏力，腹胀纳少，进食后胀甚，口干喜饮，大便溏烂，小便黄短。查体：慢性病容，皮肤巩膜无黄染，腹平、软，肝脾肋下未触及，肝区叩痛（+），移动性浊音（−），双下肢无水肿。舌淡胖，边有齿印，苔薄白，脉弦细。既往有慢性乙型肝炎病史17年。CT检查提示肝左叶有一大小约13cm×10cm的肝占位，边界不清楚，甲胎蛋白（AFP）为853ng/L。

西医诊断：原发性肝癌。

中医诊断：肝积（肝郁血瘀，脾虚湿蕴）。

西医治疗：行TACE治疗两次。

中药治疗：在TACE治疗开始同时进行。

治则：疏肝健脾，利湿化瘀，解毒散结。

方药：八珍汤加味方。

党参15g，黄芪20g，茯苓15g，白术10g，甘草10g，川芎10g，当归15g，熟地黄15g，白芍15g，丹参15g，红花10g，柴胡10g，郁金10g，陈皮12g，半夏12g，昆布12g，海藻12g，半枝莲20g，白花蛇舌草20g。每日1剂，水煎服，30天为1个疗程。

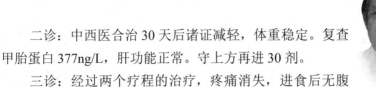

二诊：中西医合治 30 天后诸证减轻，体重稳定。复查甲胎蛋白 377ng/L，肝功能正常。守上方再进 30 剂。

三诊：经过两个疗程的治疗，疼痛消失，进食后无腹胀不适，时有口干，大便先硬后软，2～3 日 1 解，小便黄，舌质淡，舌苔薄微黄，脉弦细。复查 CT 示肝原癌灶 9.5cm×7cm 大，碘油沉积良好，癌灶边界清楚，无新生病灶出现。复查甲胎蛋白 162ng/L，肝功能正常。守上方加瓜蒌 12g，郁李仁 12g，沙参 12g，麦冬 12g，再进 30 剂。

经上述方法治疗 90 天，患者诸症消失，精神及体力恢复正常，体重增加，复查 CT 示肝原癌灶 7.5cm×6cm 大，碘油沉积良好，癌灶边界清楚，无新生病灶出现。复查甲胎蛋白 54ng/L，肝功能正常。后守上方坚持治疗 1 年，随访 1 年半，病情稳定，无新发癌灶出现。

按语：

本案证属肝郁血瘀，脾虚湿蕴，选用八珍汤加味方治疗。八珍汤加味方中党参、黄芪、茯苓、白术、甘草、川芎、当归、熟地黄、白芍等疏肝健脾，益气补血；丹参、红花、当归、川芎活血化瘀；陈皮、半夏、昆布、海藻、半枝莲、白花蛇舌草化痰软坚，清热解毒。全方共奏疏肝健脾、益气补血、利湿化瘀、解毒散结之功。本案用八珍汤加味配合 TACE 介入治疗，通过 TACE 最大程度地减轻肿瘤负荷，从而减轻癌块对机体脏腑气血功能的进一步损害，为提高综合疗效创造条件。但 TACE 治疗也会为机体带来一定的不良反应，如术后出现肝功能损害，化疗药导致骨髓功能抑制及消化道反应等。所以配合八珍汤加味方

荣远明

同时治疗，既可减轻 TACE 治疗带来的不良反应，增加化疗敏感性，又可通过中药审证求因、辨证施治的独特治法，在一定程度上能阻断和消除肝癌形成的因素，对提高综合疗效、防止癌肿的转移和复发方面有着重要的作用。

验案 5：潘某，男，70 岁，退休工人，2002 年 8 月 17 日初诊。

右胁胀痛 2 个月。2 个月前始出现右胁部胀痛，逐渐加重，伴消瘦乏力，腹胀纳少，汗多，大便溏烂，小便黄短。查体：慢性病容，皮肤巩膜无黄染，腹平、软，肝肋下 2cm 可触及，质稍韧，肝区叩痛（++），移动性浊音（－），双下肢无水肿。舌暗淡，边有瘀点，苔厚腻微黄，脉弦涩。既往有慢性乙型肝炎病史 16 年。CT 检查提示肝脏弥漫性结节，边界不清楚，甲胎蛋白（AFP）为 2037ng/L。

西医诊断：原发性肝癌。

中医诊断：肝积（肝肾不足，气滞血瘀，脾虚湿蕴）。

西医治疗：行 GP 方案全身化疗。

中药治疗：在 GP 方案治疗前 3 天开始进行。

治则：益肝补肾，活血化瘀，健脾利湿。

方药：参黄汤。

生黄芪 30g，党参 20g，白术 10g，紫河车 15g，女贞子 15g，菟丝子 12g，当归 10g，鸡血藤 20g，赤芍 15g，丹参 30g，薏苡仁 30g，鳖甲 10g，三棱 20g，莪术 20g。每日 1 剂，水煎分早晚两次服，30 天为 1 个疗程，与化疗周期同步。

经上述方法治疗 140 天（共完成化疗 4 个周期），患者诸症消失，精神及体力恢复正常，体重增加，复查 CT 示肝

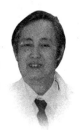

弥漫性结节缩小，肝正常组织增多。复查甲胎蛋白325ng/L，肝功能正常。后守上方坚持治疗两年，随访两年半，病情稳定。

按语：

本案证属肝肾不足，气滞血瘀，脾虚湿蕴，选用参黄汤治疗。参黄汤方中紫河车、女贞子、菟丝子、鳖甲等益肝补肾，生黄芪、党参、白术、薏苡仁等健脾益气，当归、鸡血藤、赤芍、丹参、三棱、莪术等活血化瘀。全方共奏益肝补肾、活血化瘀、健脾利湿之功。化疗是肝癌治疗的一个重要措施，但严重的消化道反应和骨髓功能抑制等化疗不良反应常易导致患者不能顺利完成化疗而影响患者生活质量及生存期。肝癌患者化疗后通常出现肝肾不足、气滞血瘀、脾虚湿蕴证。本案通过具有益肝补肾、活血化瘀、健脾利湿之功的参黄汤内服治疗，切中病机，从而达到减轻化疗不良反应，改善生活质量，延长生存期的目的。

胃　痛

胃痛，又称胃脘痛。所谓胃脘是根据任脉上的上脘、中脘、下脘三个穴位名及其定位而来的，具体位置相当于剑突下至脐部的范围。胃痛主要表现为上腹胃脘部疼痛，往往兼见胃脘部痞满、胀闷、嗳气、吐酸、纳呆、胁胀、腹胀等症。常反复发作，不易痊愈，甚至出现吐血、黑便、呕吐等症，胃镜检查多有阳性病变。西医学的急性胃炎、慢性胃炎、消化性溃疡、胃神经官能症、功能性消化不良、胃癌以及部分肝、胆、胰疾病，表现有胃脘部位疼痛者，均属于本病范畴。

荣远明教授在胃痛的病因病机、辨证和治疗等方面均有较系统和独到的认识，并积累了丰富的临证经验。

【诊治经验】

（一）重气机升降，以通为顺

《素问·灵兰秘典论》云："脾胃者，仓廪之官。"明确指出脾胃乃机体生、长、化、收、藏之源泉，为"后天之本""气血生化之源"。脾胃位居中焦，为气机升降之枢纽。善治脾胃之疾者，无不以通调脾胃气机为要旨。气机失调则百病生，俾气机斡旋，其升降功能复常，方能自行仓廪之职。荣远明教授强调处方用药当遵"治中焦如衡，非平不安"之旨，处处维护脾胃生理特性，务求其平，不可偏执。脾与胃互为表里，脾主运化，胃主受纳腐熟，脾升胃降，共同完成水谷的消化、吸收和输布。若脾胃升降功能失常，则可发生水谷受纳腐熟运化功能障碍，可见脘腹痞满、疼痛、呕吐、呃逆、泄泻等。

"脾宜升则健，胃宜降则和"。脾为清气发源地，胃为浊阴受纳处，脾胃病则升降失常，清浊不分。《素问·阴阳应象大论》曰："清气在下，则生飧泄；浊气在上，则生䐜胀。"故荣远明教授治疗胃痛以恢复中焦脾胃升降功能，使其升清降浊、各行其道为关键。脾主升清，清气不升则下陷，即所谓"清气在下，则生飧泄"之类，表现为困倦乏力，大便溏泄。荣远明教授主张运用补脾健运法，以黄芪、

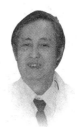

党参、白术补气健脾，升麻、葛根、柴胡升清阳。胃为六腑之一，主受纳腐熟，《素问·五脏别论》说："六腑者，传化物而不藏，故实而不能满也。所以然者，水谷入口，则胃实而肠虚；食下，则肠实而胃虚。故曰实而不满，满而不实也。"概括地说，胃的特性为通降，是其正常功能。胃气通降，方能使精气输布于全身；胃气通降，方能将食物糟粕输送入肠。反之，胃失通降之常，则痰、食、湿、浊、瘀等可因而停积，胃气反而上逆，则生疾病，故《医学正传》说："日积月深，自郁成积，自积成痰……痰血相杂，妨碍升降，故胃脘疼痛。"荣远明教授喜用半夏、枳实、陈皮、赭石等和胃降逆之品以助胃气降浊。

　　"六腑以通为用""肝用宜泄，胃腑宜通""通则不痛"，即清楚表明"通法"是治疗胃痛的主要大法。关于"通"字的含义，叶天士云："夫痛则不通，通字须究气血阴阳。"高士宗说："通之之法，各有不同，调气以和血，调血以和气，通也；上逆者，使之下行，中结者，使之旁达，亦通也；虚者助之使通，寒者温之使通，无非通之之法也，若必以下泄为通则妄矣。"荣远明教授治疗胃痛，注重以通法贯穿于各法之中，根据不同病因，不同属性，在因证遣方的同时，酌加理气、降逆、通利之药，用以调节胃腑的通降功能。同时特别强调要使用理气药物，因为胃痛诸证，不论虚实寒热，无不贯穿一个"气"字。《景岳全书》云："胃脘痛证，多有因食、因寒、因气不顺者，然因食因寒，亦无不皆关于气。盖食停则气滞，寒留则气凝。"陈修园说："痛则不通，气血壅也；通则不痛，气血调和也。"《医学正传》论胃脘痛云："未有不由清痰食积郁于中，七情九气触于内之所至焉。"盖在正常情况下，胃气以和降为顺。气不和则滞，不降则逆。气滞则病，气逆亦病，二者又每互为影响，气滞常为气逆之先导，气逆又促使气滞。此外，胃气不足，运化无力，不足之气留而不降，亦可形成气滞，发为胃痛。民间有将胃痛称为"胃气痛"或"肝胃气痛"者，它突出"气"字为本病病机的关键所在，颇有意义。

荣远明教授指出气滞乃胃痛成因的关键所在，故在治疗时当以理气为先，虽属虚证，亦不可纯补，须兼以理气。朱丹溪谓"诸痛不可补气"，即为此意也。然气滞虽为胃痛的主要成因，但其中必兼夹湿、痰、寒、热、食、瘀等他邪。因无形之气每假有形之物而停滞，有形之物每夹无形之气而滞留，二者胶结不解。因此，在理气止痛的同时还应兼治他邪，如《证治要诀》云："按痛则不通，通则不痛，夫胃脘心腹痛者，或因身受寒邪，口食冷物，内有郁热，素有顽痰死血，或因恼怒气滞，虫动作痛，种种不同，若不分而治之，何能愈乎！"此疏肝和胃、理气化瘀、温中降逆、消食导滞等治法之由立也。此外还应注意，理气之药性多辛燥，久用、多用有伤阴之弊，故荣远明教授选方遣药，多加一两味护阴药以监制之，如治疗瘀血疼痛之丹参饮中加用白芍，治肝胃气滞疼痛之柴胡疏肝散中加用淮山药，治食积疼痛之保和丸中加用火麻仁，治胃中蕴热疼痛之泻心汤中加用石斛等。

（二）脏腑相关，不离肝胆

"五脏六腑皆禀气于胃"，胃居中焦，为水谷之海，这

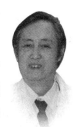

是从生理上说明胃与整体的密切关系；"内伤脾胃，百病由生""盖胃者汇也，乃冲繁要道，为患最易"，这是从病理上说明胃与整体的密切关系，故《疡医大全》云："盖胃为五脏六腑之大主。"胃与五脏六腑关系密切，所以胃痛的发症较多，转化症亦较多。从发病原因来看，肝气犯胃最为常见，早在《黄帝内经》中已有论及，如《素问·六元正纪大论》中云："木郁之发，太虚埃昏，云物以扰，大风乃至，屋发折木，木有变。故民病胃脘当心而痛……"。

脾胃的正常功能有赖于肝胆的疏通畅泄，借以腐熟水谷，运化精微，化生气血。肝郁气滞则脾胃常先受影响。肝气犯胃则胃脘胀痛，牵引两肋，攻撑走窜，随情绪怫郁而波动，伴嗳气、泛酸、呃逆、呕恶、嘈杂、食后胀甚，饮食减少，苔薄白，脉弦；克脾则腹胀、便溏、腹痛，食后欲便，这是"木乘土"的常见症状。本证多由情绪抑郁不舒，肝气郁结，横逆犯胃，气滞胃脘，胃失和降所致。其病在胃，其本在肝，土得木则达，治胃必先疏肝理气，调畅气机，缓急止痛。《素问·玉机真脏论》载有"肝病可传之于脾"，仲景《金匮要略》所说"见肝之病，知肝传脾，当先实脾"，即指明了肝与脾在病机上的密切联系，并提出实脾的治疗原则。荣远明教授以叶天士"肝为起病之源，胃为传病之所""胃病治肝"的理论为指导，治疗胃痛时非常重视调肝，指出调肝必分寒热轻重，法有疏肝、柔肝、清肝、暖肝等。方用柴胡疏肝散、芍药甘草汤、柴平汤、逍遥散、化肝煎等。疏肝常用柴胡、香附、郁金、薄荷，清肝常用黄芩、牡丹皮、龙胆草、茵陈，柔肝常用白

荣远明

芍、枸杞子、山茱萸、甘草，暖肝用乌药、小茴香、吴茱萸等。要注意肝胃不和，气机郁滞，日久化火，火性急迫，热灼胃腑而致的肝胃郁热证，表现为胃脘胀痛灼热，痛势急迫，吞酸呕吐，口干口苦，心烦易怒，便秘溲黄，舌红，苔黄，脉弦数。平素患者胃阳素盛，胃腑积热为易感因素。治疗肝胃郁热证，常在疏肝和胃的基础上加入牡丹皮凉血活血，栀子、黄连泻胃火、解热毒、止呕逆，但其性寒，易于伤胃，剂量宜小，中病即止。采用疏肝和胃法的同时还要注意有无郁火伤阴。火郁易伤阴，阴伤则易肝气急，常用白芍、沙参、麦冬、枸杞子、乌梅以养阴柔肝，缓肝急；使用理气药多用佛手、绿萼梅、香橼、玫瑰花等理气而不伤阴者。

　　荣远明教授在调理中焦气机升降方面也特别强调勿忘调理肝胆，指出李东垣的补中益气汤、升阳益胃汤等名方中都有柴胡一药（柴胡调理少阳之气，广义少阳包括肝胆。肝气的升发有助于脾气的升清，胆气的疏泄有助于胃气的和降），从某种意义上讲即强调调理肝胆的重要作用，正如张聿青所言："肝，脏也，阴也，体阴者其用阳，故其气宜升。脾，脏也，亦阴也，惟肝升而脾脏之气得与俱升。"荣远明教授认为，应用调理肝胆诸法有助于恢复中焦气机升降。

（三）审虚实寒热，别在气在血

　　本病临床多表现为虚实夹杂，实为寒热、气滞、血瘀；虚为脾胃虚弱、胃阴不足。荣远明教授认为，胃痛的辨证当以虚实、寒热、气血为主。首先，应辨虚实。《景岳全

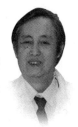

书·心腹痛》云："辨之之法，但当察其可按者为虚，拒按者为实。久痛者多虚，暴痛者多实。得食稍可者为虚，胀满畏食者为实。痛徐而缓，莫得其处者多虚，痛剧而坚，一定不移者为实……脉与证参，虚实自辨。"荣远明教授指出：凡胃脘痛病程长，疼痛喜按，饥时痛甚，纳后痛减，胃痛隐隐，喜热，面色少华，体倦乏力，舌淡苔少，脉细缓者，均属虚证。虚候还应区分气虚不运、中气下陷、血虚不荣、气血两虚、阴虚不润、阳虚寒凝之证。凡病程短，疼痛拒按，饥时痛轻，纳后痛甚，痛而胀闷，喜寒，纳少腹胀，舌苔厚腻，脉弦滑者，均为实证，有肝郁、食滞、湿热、火郁、血瘀、寒凝、痰湿、虫扰之别。

其次，要辨寒热。寒性收引凝滞，故寒邪偏胜者多胃脘疼痛明显，冷痛，喜热饮食，泛吐清水，受寒痛增，得温痛减，口淡不渴或渴饮而不欲咽，苔白，脉弦紧；属热者多表现为胃脘灼痛，痛势急迫，喜进冷食，泛吐酸水，口干渴或口苦，苔黄，脉滑数。寒热证中又有虚实之分，所谓虚实夹杂、寒热错杂证，亦可见寒热错杂中藏虚纳实、虚实夹杂中蕴寒酿热之证，这些情况不可忽视，否则易犯"虚虚实实"之戒。

再次，要辨在气、在血。《医林改错》云："治病之要识，在于明白气血。"故辨清胃痛在气、在血十分重要。一般病变初起以胀痛为主，胀甚于痛，痛无定处，时作时止，聚散无形，此乃无形气滞，病在气分。气证包括气滞、气虚、气逆、气陷等，各有其要。气滞证多胃脘胀痛，攻窜胁背等；气虚证为脘痛绵绵不休，面黄乏力等；气逆证可

荣远明

77

见胃痛食后尤甚，嗳气频频，时作呕恶等；气陷证表现为脘部坠胀疼痛，喜按喜卧。久病入络，痛重于胀，痛如针刺或刀割，痛有定处，舌质紫黯，此乃有形之血瘀，病在血分。血证包括血瘀、血虚、出血三证。血瘀阻络证表现为胃痛如针刺或刀割，疼痛持续，痛有定处，入夜痛甚等；血虚不荣证则见胃脘隐隐掣痛，喜按，唇爪甲无华等；出血证常伴发于气虚、阴虚、湿热、火郁、瘀血等证型中。对于虚实夹杂证，荣远明教授指出治疗时必须分清虚实主次，灵活掌握，或在调气化痰中配合养血，泻肝和胃中佐以益气，健脾中配以养阴，以补其虚；或以疏肝理气、化瘀止痛、消痰化积以治其实。同时还强调补中切忌黏腻之品，以防滞气留痰；祛实中避免峻猛之品，以免损伤脾胃。消滞必先行气，气行则滞得消，故消补兼施是胃痛的治疗特点之一。脾胃属土，脾为己土，属阴；胃为戊土，属阳。脾为湿土，同类相召，易感寒湿之邪，损伤脾阳，出现食入不化或下利清谷等脾寒失运之症。胃为燥土，易为邪火所伤，耗伤胃津，可出现口干，喜饮厌食，胃脘灼热、嘈杂、疼痛，大便燥结难通等胃热津伤之症。如遇脾寒胃热、寒热错杂之脘腹痞满疼痛，则可采取辛苦并用、寒热并调之法。荣远明教授常用仲景治痞良方半夏泻心汤，以川黄连、黄芩清热；干姜辛温祛寒，辛开苦降，使热清而寒去。从临床上看，胃及十二指肠病变中痛而兼痞与痞而兼痛者的基本病机多为中焦寒热错杂、虚实夹杂、升降失调。该类患者运用半夏泻心汤及其类方来调和寒热、虚实、升降，以消痞除满止痛，可收药到病除之效。

（四）久痛入络，兼顾扶正祛瘀

胃为多气多血之腑，以通降为顺，无论内伤还是外邪均易导致气滞血瘀，且临床上胃痛患者疼痛反复发作，病程绵长，《临证指南医案》指出："所云初病在经，久痛入络。"荣远明教授指出，胃痛久延，痛有定处，病位多在血分。瘀血为多种因素所致，又是多种疾病的病理基础。瘀血证又有寒热虚实之不同，视寒热之异而分别采用热加牡丹皮、赤芍、栀子，寒加炮姜、桂枝之属，体现"通则不痛"之法。实证多为气郁日久，瘀血阻滞，以失笑散、丹参饮为主，活血化瘀止痛。瘀可致虚，虚也能致瘀，瘀血内阻，百脉不通，血气无以敷布，脏腑失养，气化失常，亦可因瘀致虚，二者互为因果。

气虚血瘀之胃痛，荣远明教授尤善用参三七，认为其含人参皂苷，为扶正化瘀止痛要药，对气虚不摄所致的出血、瘀血有益气摄血、止血而不留瘀的作用。对于胃痛久不愈，痛有定处，痛处喜按而又不能重按，伴头昏、失眠、心悸，舌红少苔，脉细弱，荣远明教授辨为阴血虚夹瘀之证。其痛之机理，主要在于"不荣则痛"。临床喜用生脉散、芍药甘草汤、丹参饮复方图治，意取丹参饮养血活血，理气止痛；生脉散益气养阴；芍药甘草汤酸甘化阴，养血柔肝，缓急止痛。三方合用，尤宜于阴血虚而兼见瘀热者。若胃痛剧烈，再合金铃子散，其效更宏。在活血药物的选择上，荣远明教授喜用古方丹参饮。丹参的活血祛瘀作用好，适应证亦广。《妇人明理论》谓："一味丹参，功同四物。"其实丹参活血作用强而养血作用弱，对血瘀兼虚者效

荣远明

果好，但其味苦微寒，脾胃气虚者不宜重用、久用。丹参饮伍以砂仁、檀香则相得益彰，用之无碍。荣远明教授还喜用莪术，因其不仅能活血，而且兼行胃肠气滞，传统观点视其为破血逐瘀之峻药，荣远明教授认为，莪术其实药性平和，因其含芳香挥发油，能直接兴奋胃肠道，所以有很好的化瘀开痞、健胃除胀作用。现代药理研究证实，其还有散结、抗癌作用，多用于中医辨证属中虚气滞兼血瘀者，西医之胃癌前病变及癌症以胃痛为主要表现者。再者取两面针的行气止痛、清热活血之力，常用于瘀热之证。而虫类药中喜用土鳖虫、全蝎、蜈蚣，取其活血通络、解痉止痛之功。桃仁、瓜蒌仁、苦杏仁亦常用于痰瘀互结之便秘以达润下化瘀之功。

（五）脾胃分治，养阴润胃

胃痛一证，临床医生受东垣脾胃学说的影响，喜用辛温香燥药，若治偏于寒者则效优。至于胃阴不足之燥痛证，则非所宜。盖东垣论治脾胃病，详于治脾，略于治胃；详于升脾，略于降胃；详于温补，略于清滋。叶天士发展了东垣学说，创立养阴法则，始将润法用于胃痛治疗。华云岫说："盖东垣之法，不过详于治脾，而略于治胃耳。乃后人宗其意者，凡著书立说，竟将脾胃总论，即以治脾之药，笼统治胃，举世皆然。今观叶氏之书，始知脾胃当分析而论。一观其立论云：纳食主胃，运化主脾，脾宜升则健，胃宜降则和。又云：太阴湿土，得阳始运；阳明燥土，得阴自安；以脾喜刚健，胃喜柔润也。仲景急下存阴，其治在胃；东垣升阳益气，其治在脾。所谓胃宜降则和

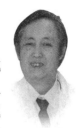

者，非用辛开苦降，亦非苦寒下夺以损胃气，不过甘平或甘凉濡润以养胃阴，则津液来复，使之自然通降而已。又说：脾气下陷固病，即使不陷，而但不健运亦病矣；胃气上逆固病，即不上逆但不通降亦病矣……此种议论，实超出千古。"叶氏明确提出"胃易燥""胃为阳明之土，非阴柔不肯协和"的论点，并总结出导致胃阴不足的几种因素：①素体阴虚或年老津亏，复感温邪，温燥劫耗胃阴。②因五志过极，肝失疏泄，气郁化火，烤灼胃津，或失血后阴伤生热。③过食辛辣湿热之品，热伤胃液。④误用辛散劫阴，致燥热如火等。临床所见以肝胃郁热致阴伤胃燥多见。虚热内扰，胃腑失养则见胃中灼热隐痛，嘈杂易饥；胃阴不足则"釜中无水，不能熟物"，故见纳食减少；口干咽燥，大便干结，舌红少津，脉细数或弦细则为热灼津伤胃燥之征。荣远明教授非常重视叶天士之胃阴学说，强调"阳明燥土，得阴自安""胃属燥土，恶燥喜润，胃气得滋，则降纳而能食"，强调保护胃阴在治疗胃痛中的重要性，指出即使见胃有内火炽盛之象，如口干、舌红、口气臭秽等，也不宜过度使用苦寒之品。养胃阴常选甘平或甘凉之品，如石斛、沙参、麦冬、玉竹，以养胃阴，使津液来复，通降自成。尤喜芦根一物，谓其既可入气分，清热泻火，又可生津养胃，司护阴液；又喜柔肝益胃养阴、酸甘化阴的药物，如白芍、乌梅、木瓜、五味子、枸杞子等。在使用理气药时注意避刚用柔，尽可能少用辛温、香燥之理气药，以免劫伤胃阴；多用理气不伤阴之品，如佛手、玫瑰花、绿萼梅、麦芽等。此外，对阴虚纳呆、苔浊不化

荣远明

之患者，用甘淡益胃利湿法，常用药物如白扁豆、薏苡仁、山药、茯苓等；或用芳香化浊法，常用药物如佩兰、藿香、鸡内金等。

（六）辨证辨病相结合，衷中参西

荣远明教授在胃痛治疗过程中，非常重视吸收西医学对本病的研究成果，做到"洋为中用"，并运用中医理论加以分析，同时结合中医辨证论治，在多种导致胃痛的西医疾病治疗上取得了较好的疗效，以幽门螺杆菌相关性胃病的诊治为例。

既往对慢性胃痛的病因研究较少，特别是病原微生物对胃病的影响一直是一个被忽视的问题。1983 年 Warren 和 Marshall 从弥漫性活动性胃炎患者胃窦黏膜活检标本中成功地分离和培养出幽门螺杆菌（Helicobacter pylori，Hp），认为该菌可能是慢性胃炎和消化性溃疡的病原菌。随后各国学者相继进行研究，我国亦于 1985 年开展对幽门螺杆菌的研究。幽门螺杆菌作为一种重要的胃病致病因素，其与胃炎、溃疡病的关系已被确认，目前的研究显示与胃癌的发生亦有十分密切的关系。如何根除幽门螺杆菌一直是消化医学界关注的热点。对慢性胃病抗 Hp 治疗日益普及，西医治疗上以"三联二周"疗法为主，治疗效果尚不能让人满意，部分患者 Hp 根除后临床症状并未得到同步改善，并存在依从性差、费用高、耐药菌株生长及部分患者不良反应严重的缺点。胃脘痛是幽门螺杆菌相关性胃病最常见的症状之一。荣远明教授认为，幽门螺杆菌相关性胃病所出现的包括胃痛在内的一系列症状的主要机理是脾胃气虚，湿瘀互结，不通则痛。从病因学角度而言，幽门螺杆菌当属中医"邪气"之范畴。幽门螺杆菌与中医"湿邪"特别是"湿热之邪"密切相关。湿邪有内外之分，外湿由外感而来，内湿有饮食、劳倦、病后等因素，引起脾胃功能障碍，不能运化水谷精微，从而导致湿从内生。内湿、外湿均与脾胃密切相关，如外湿困脾，必致脾失健运，内湿由生；脾湿不化，又易招致外湿之邪侵袭，正如章虚谷所云："湿土之气，同气相求，故湿热之邪，如虽外受，终归脾胃。"陈无择则强调："内外所感，皆由脾气虚弱而湿邪乘而袭之。"湿邪阻滞人体脾胃以后，由于个体脏腑阴阳偏盛偏衰的不同，在体内停留的时间长短不同，可出现寒化、热化两种倾向。临床所见幽门螺杆菌感染的患者往往因湿邪久蕴，郁而化热，从而形成湿热内蕴的病理变化。在临床上表现为口干口苦，或口黏口腻，脘腹胀闷，大便黏滞不爽，舌苔黄腻，脉象濡数等。现代研究证实，湿热内蕴的环境有利于幽门螺杆菌的繁殖。针对此病机，中医采用清热祛湿之法治疗。清热祛湿，既可改善由于湿热内蕴所出现的症状，又可改变机体的内环境，不利于幽门螺杆菌的滋生和繁殖。此外，不少清解湿热药对幽门螺杆菌还有直接的抑杀作用。临床上清热祛湿，荣远明教授常用黄芩、黄连，二者均为性味苦寒之品，其中黄连归心、脾、胃、肝、胆、大肠经，有泻火解毒、清热燥湿之功，《本草经疏》谓黄连"除水、利骨、厚肠胃、疗口疮者，涤除肠、胃、脾三家之湿热也。"现代研究表明，黄连含多种生物碱，主要为小檗碱，其抗菌谱较广，对多种革兰阳性球菌及革兰阴性

荣远明

83

杆菌均有较强的抑制作用，为治疗幽门螺杆菌相关性胃病常用药物之一。黄芩亦能泻实火，除湿热，《名医别录》认为其能"疗痰热、胃中热"；《药性论》记载其"能治热毒，骨蒸，寒热往来，肠胃不利"。现代研究发现，黄芩类似广谱抗生素，对多种病菌均有抑制作用。对幽门螺杆菌有抑杀作用的中药，以黄芩、黄连的作用最明显，抑菌环达25mm。

荣远明教授指出，在幽门螺杆菌相关性胃病的治疗中不能一味着眼于抗幽门螺杆菌。幽门螺杆菌之所以会侵犯人体，引起幽门螺杆菌相关性胃病，必然与内在正气不足有关，也就是中医理论所谓的"邪之所凑，其气必虚""正气存内，邪不可干"。而幽门螺杆菌所侵犯的部位是胃腑，故中焦脾胃气虚才是本病的病理基础，只有脾胃气虚，幽门螺杆菌才能乘虚而入。临床观察发现，幽门螺杆菌感染的患者大多有慢性胃痛的病史，久病不愈，必致中虚。脾胃气虚，运化失司，可致湿浊内阻；湿性黏滞，易致气机阻滞，进一步引起血瘀、郁热等病理变化。上述病理又为幽门螺杆菌的附着、繁殖、致病提供了客观条件，如此循环往复，不仅造成幽门螺杆菌感染率增加，还使患者脾胃虚弱的程度日益加重。现代研究表明，幽门螺杆菌相关性胃病的发病机制涉及幽门螺杆菌的菌株毒力、胃黏膜的保护和防御能力两方面的因素。脾胃虚弱的患者，胃黏膜的保护和防御能力低下，不仅幽门螺杆菌的检出率高、菌量多，引起细胞变性崩解多，且慢性活动性胃炎的活动程度也较其他证型的患者高。健脾益气中药能提高机体的免疫功能，不仅可以改善临床症状和病理，也有助于清除幽门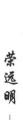螺杆菌，防止其复发，从而也反证了脾胃虚弱为本病的病理基础，是发病的根本。因西医"三联二周"疗法只着眼于攻邪，不注意扶正，所以部分患者虽然清除了幽门螺杆菌，但临床症状并未得到同步改善，特别是中医辨证属脾虚型或脾胃虚寒型的患者疗效不佳，复发率高。对脾胃虚弱患者，若漫投清热祛湿解毒之剂，易致苦寒败胃，中气受戕，缠绵难愈，而犯"虚虚之戒"。对本病荣远明教授主张扶正与祛邪兼顾。扶正主要采用健脾益气之法，通过健脾益气，可补益脾胃，充分发挥脾胃的运化功能，还可增强机体的免疫机能，有利于幽门螺杆菌的祛除和杀灭。《冯氏锦囊秘录》云："脾胃虚则百病生，调理中州，其首务也。"同时，脾胃功能旺盛，胃黏膜的保护和防御能力增强，幽门螺杆菌也就不容易侵犯人体，或不易致病，所谓"正气存内，邪不可干"。益气健脾常用四君子汤，其中人参以党参或太子参代替。党参为补气健脾之要药，补而不燥，《本草正义》云："党参力能补脾养胃，润肺生津，健运中气，本与人参不甚相远。其尤可贵者，则健脾运而不燥，滋胃阴而不湿……鼓舞清阳，振动中气而无刚燥之弊。"现代研究证实，党参含皂苷、葡萄糖、微量生物碱及淀粉等，对人体多脏器有不同程度的强壮作用，能提高人体的适应性。太子参作用与党参相似，兼有养阴作用，气阴双补。白术为健脾燥湿的要药，补而不滞，尤适于幽门螺杆菌相关性胃病脾虚夹湿之病机，《本草通玄》云："白术……故补脾胃之药，更无出其右者……土旺则能胜湿，故痰饮

荣远明

85

者、肿满者、湿痹者，皆赖之也。土旺则清气善升而精微上奉，浊气善降而糟粕下输，故吐泻者不可阙也。"药理研究表明，白术能升高白细胞，可使玫瑰花环形成率、淋巴细胞转化率及血清 IgG 含量显著上升。茯苓既能健脾和胃，又能利水渗湿，扶正祛邪兼顾，也是治疗幽门螺杆菌相关性胃病的要药。现代研究认为，本品对家兔离体肠管有直接松弛作用，对大鼠幽门结扎所形成的溃疡病有预防效果，而且能降低胃酸，对金黄色葡萄球菌、大肠杆菌、变形杆菌均有抑制作用。

（七）气阴两虚型胃痛的病因证治

荣远明教授在长期的临床实践中发现，经治的胃痛患者中有相当一部分既不能采用李东垣的温补法，也不适宜叶天士的清滋法，而是将两法有机的结合施治方可中的，荣远明教授将此型胃痛称为气阴两虚型胃痛，并经过进一步地分析研究，总结出气阴两虚型胃痛的病因证治。

1. *相关西医疾病* 气阴两虚型胃痛患者，多为久治不愈者。其胃镜检查结果，常提示为慢性浅表性胃炎，或有胃窦、胃底糜烂，或为胃溃疡，或为十二指肠球炎，或为十二指肠球部溃疡，或者慢性胃炎并十二指肠球部溃疡，或为胃溃疡并十二指肠球炎。

2. *病因病机* 中医强调"必依其所主，而先其所因"，结合当今社会实际情况，发现此型最多见的诱发因素依次为饮食不当、情志失调、劳累过度。

（1）饮食不当：病因调查资料提示饮食不当为胃脘痛首位病因。饮食物是人体赖以生存的营养物质，但必须在

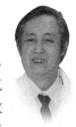

脏腑正常功能作用下，才能转化为精微气血，以奉周身。胃为"水谷之海"，主受纳与熟腐水谷，"食气入胃，浊气归心……饮入于胃，游溢精气……"，反之，饮食不当会致发胃脘痛，故有"饮食不节，而病生于肠胃"之说。《素问·五脏别论》载："水谷入口，则胃实而肠虚；食下，则肠实而胃虚。"《灵枢·平人绝谷》曰："更虚更满，故气得上下。"有节制而适量的饮食是维持胃腑通降、有规律运动所必要的条件。进食量不足或过时不食，胃肠无以熟腐运化，气血生化之源不足，导致气血衰少、脾胃虚弱，正如《医学正传》：所述"饥不得食，胃气已损，而中气大不足矣。"进食量过多，暴饮暴食，超过了脾胃的受纳运化负荷，则"饮食自倍，肠胃乃伤"。饮食不当中以进食无定时造成饥饱失常的比例最高，暴饮暴食亦占相当比例，或以酒为浆，都不同程度影响了胃腑的通降节律运动，导致本病的发生。由于现代人饮食中高脂肪、高热量的食物所占的比重大，而这些食物多属于中医肥甘厚腻、辛辣、煎炸腻滞之物，久则易积湿蕴热，耗损胃之气阴，灼伤黏膜，致发气阴两虚型胃痛。

（2）情志失调：胃腑病变，有属本脏自病，亦有受他脏影响，其中尤与肝脏关系密切。肝苦急，性喜条达而恶抑郁，职司疏泄，调畅情志，以协助脾胃运化。唐容川曾言："木之性主于疏泄，食气入胃，全赖肝木之气以疏泄之。"文献资料显示情志失调是导致胃痛的第二位病因。情志是人体对客观事物的反映，本是人之常情，调摄适度，并不伤人。然而突然过度的精神创伤或长期的情志刺激，

荣远明

超过了人体生理调节范围则伤肝，逆其条达之性，疏泄失常，致使肝气郁结，木旺克土，横逆犯胃；而思虑过度则气结，正如《素问·举痛论》所云："思则心有所存，神有所归，正气留而不行，故气结矣。"上述均可导致"气有余便是火"。壮火食气伤阴，造成胃腑失养，胃气阻滞，失于和降而致疼痛。

（3）劳累过度：劳动、工作本是人类社会生活的需要，但是持久过度劳作，则可因过劳而致病，如"劳役过度，而耗损元气"之说。李东垣在《脾胃论》中述："形体劳役则脾病……脾既病，则其胃不能独行津液，故亦从而病焉。"劳累过度，累及肌肉，先伤于脾，脾虚不能助胃行液，则脾病而胃亦同时受病，以致"脾气不布，则胃燥而不能食，食少而不能化，譬如釜中无水，不能熟物也。"胃腑气阴俱损，因虚致实，气滞于中，疼痛乃作。

3.证候特征　胃痛隐隐，或胃脘灼痛，或胃脘闷热，得食则缓，倦怠乏力，身体消瘦，纳少，口干，胃脘似有热气上冲咽喉，嗳气泛酸，大便干结，脉细缓稍弦，舌微红，或稍黯红，苔薄白或微黄。

4.证候分析　胃痛日久，气阴不足，阴虚生内热，虚热内扰，则胃痛隐隐，或胃脘灼痛，或胃脘闷热，胃脘似有热气上冲咽喉，口干，大便干结；气阴不足，不能濡养肢体，则倦怠乏力，身体消瘦；胃气不足，胃气上逆，则纳少，嗳气泛酸，得食则稍安；脉细缓稍弦，舌微红，或稍黯红，苔薄白或微黄均为气阴不足，或夹瘀热、气滞之征。

5. 治法、方药　益气养阴，和中止痛；方用自拟养胃汤加减。太子参15g，石斛15g，制半夏12g（打碎），海螵蛸15g（打碎），枳壳12g，牡丹皮10g，香附12g，延胡索15g，甘草6g。方中太子参益气养阴，石斛养阴清热，是为主药。制半夏、枳壳降气和胃，海螵蛸收敛制酸，牡丹皮清热，香附理气止痛，延胡索活血止痛，二者合用止痛效果更佳，甘草调和诸药。此外，石斛又能助海螵蛸制酸，且能解热养胃；太子参又能生津，对于乏力、口干有帮助。胃脘灼痛较甚者，选加五灵脂、佛手、两面针等清热理气，活血止痛；闷热较甚，热气上冲，时有发生者，加知母、栀子滋阴清热，泻火止痛；嗳气、泛酸较甚者，加砂仁、煅瓦楞子和胃降逆，制酸止痛；纳少加神曲、鸡内金开胃消食；气虚较甚者加党参、黄芪益气健脾；阴虚较甚者加玉竹、百合、沙参、麦冬等养阴益胃。

【验案举例】

验案1：黄某，男，43岁，2005年4月6日初诊。

胃痛反复发作三载，每因情志不遂而加重，在当地医院做胃镜提示浅表性胃炎，经中西医多方诊治，胃痛仍反复发作。初诊症见：胃脘胀痛，连及两胁，嗳气泛恶，夜寐不安，舌质暗红，苔薄白，脉弦。

西医诊断：浅表性胃炎。

中医诊断：胃痛（肝胃气滞）。

治则：疏肝解郁，和胃降逆。

方药：柴胡疏肝散加减。

柴胡10g，木香10g（后下），桔梗6g，川楝子8g，绿

荣远明

萼梅 10g，佛手 10g，香附 10g，延胡索 10g，旋覆花 10g（包煎），竹茹 10g，枳壳 10g，青皮 6g，陈皮 6g，紫苏梗10g。7 剂，每日 1 剂，水煎服。

4 月 13 日二诊：患者诉药后诸症缓解，舌质稍暗红，苔薄白，脉弦。治法、方药不变，续服 7 剂，诸症皆除。

按语：

本案缘由情志不遂，肝郁气滞，横逆犯胃，胃失通降所致。方用川楝子、柴胡辛开苦降以调理肝胆；紫苏梗、佛手、绿萼梅、香附、延胡索等疏肝解郁，理气活血止痛；桔梗开宣肺气以助气机升降；旋覆花、木香、枳壳、竹茹、青皮、陈皮降逆和胃。本方用药剂量偏小，重在调气机升降，中焦气机得复，胃痛除矣。

验案 2：李某，男，52 岁，2004 年 6 月 7 日初诊。

反复胃脘闷痛半年。半年来一直反复出现胃脘闷痛，饥时尤甚，在当地医院经胃镜检查诊断为浅表性胃炎，胆汁反流性胃炎。曾服用西药多潘立酮片（吗丁啉）、兰索拉唑等月余，胃脘闷痛稍有缓解，但停药则症状如故。经人介绍而来荣远明教授处就诊。胃脘部有满闷堵塞感，时隐隐作痛，精神不振，乏力，纳差，口干口苦，嗳气，大便溏烂，舌质暗淡，苔薄黄腻，脉弦濡。

西医诊断：浅表性胃炎；胆汁反流性胃炎。

中医诊断：胃痛（胃寒胆热）。

治则：辛开苦降，清胆温胃。

方药:《伤寒论》半夏泻心汤加减。

法半夏 12g（打碎），干姜 5g，黄芩 8g，川黄连 6g，

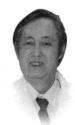

太子参 20g，连翘 20g，丹参 15g，香附 15g，枳壳 12g，木香 10g（后下），五灵脂 10g，三七 10g，瓜蒌壳 15g，茯苓 15g。7 剂，每日 1 剂，水煎服。

6 月 14 日二诊：患者服药后胃脘感觉舒适，连服 6 剂，胃脘闷痛大减，口干口苦、嗳气等症减轻，胃纳渐开，舌质暗淡，苔薄白腻，脉沉细略弦。因患者将要出差，服汤剂不便，改以香砂六君丸调理，并与三七粉 3g 冲服。嘱咐其注意调畅情志，调节饮食及起居。两个月后，其家属来告，患者偶尔因情志不畅而出现轻度胃脘胀闷，解除诱因及服用香砂六君丸后便可消除，复查胃镜示原病灶已除。

按语：

患者脾胃虚寒，中焦气滞，不通则痛，故胃脘部有胀闷感，时隐隐作痛；健运失司，水谷不化精微，胃气上逆则纳差、嗳气，大便溏烂；土壅木郁，胆腑郁热，邪热伤津，炼液为痰，故见口干口苦，苔薄黄腻；气虚血瘀则舌质暗淡；脉弦濡、神疲乏力为气虚兼痰湿气滞之象。

综上所述，其病机总属于中焦寒热错杂、虚实夹杂、升降失调。治之之法，采取辛苦并用、寒热并调之法。运用半夏泻心汤类方来调和寒热、虚实、升降，以消痞、除满、止痛；兼气滞，加香附、枳壳、木香以理气、和胃、降逆；加连翘以清解胆腑郁热；夹痰湿、瘀血，加丹参、三七、五灵脂、瓜蒌壳、茯苓以化痰祛瘀止痛。经治疗，胆腑郁热已除，改以香砂六君丸健脾化痰，理气和胃止痛，配合三七化瘀止痛，终获全功。

验案 3：刘某，女，40 岁，2003 年 6 月 2 日初诊。

胃痛反复发作 10 年。半年前曾有黑便史，在当地医院做胃镜检查提示为十二指肠球部溃疡并出血，经治疗出血停止，但胃痛仍反复发作。胃脘疼痛多在空腹或夜半发作，呈针刺样，其面色少华，乏力，纳少，舌质淡暗边齿印，苔薄白，脉细弦。

西医诊断：十二指肠球部溃疡。

中医诊断：胃痛（气虚血瘀）。

治则：益气扶正，化瘀止痛。

方药：丹参饮加减。

黄芪 30g，太子参 25g，海螵蛸 25g（打碎），丹参 15g，木香 10g（后下），砂仁 5g（打碎，后下），当归尾 12g，五灵脂 10g，参三七 15g。7 剂，每日 1 剂，水煎服。

6 月 9 日二诊：患者痛减纳增，续用药 20 剂，病愈痛止。嘱其忌辛辣刺激之品，随访 1 年未发。

按语：

患者曾有黑便出血史，离经之血即为瘀血。气随血出，虽血止而气未复，气虚无力推动血行，血行不畅而成瘀，加之久痛入络，病及血分。饥时正气不得食气之助而愈虚，瘀阻加重；瘀血为阴邪，夜半阴盛阳衰，瘀阻更甚，不通则痛，故胃痛加重；脾胃气虚，健运失职，气血生化乏源，肌体失于濡养，则见面色少华，乏力，纳少；胃脘刺痛、舌质淡、舌暗、脉细弦均为气虚瘀阻之征。方选丹参饮养血活血止痛，当归补血汤、参三七、五灵脂、太子参扶正化瘀止痛，木香、海螵蛸理气制酸止痛。经治气血充足，瘀血得化则胃痛得愈。

验案4：温某，男，48岁，2003年9月8日初诊。

反复胃痛10年。曾在外院做胃镜检查，提示萎缩性胃炎。长期服中药温燥之品，痛势未减。胃中灼热隐痛，嘈杂易饥，但饥不欲食，干呕嗳气，口干不欲饮，大便干燥，形体消瘦，舌暗红、少津，脉细数。

西医诊断：慢性萎缩性胃炎。

中医诊断：胃痛（胃阴不足，瘀热互结）。

治则：清热养阴，化瘀止痛。

方药：沙参麦冬汤合芍药甘草汤加减。

沙参25g，麦冬15g，天花粉10g，白芍30g，佛手15g，乌梅12g，桃仁10g，生麦芽12g，川黄连6g，丹参15g，延胡索12g，五灵脂10g，三棱12g，莪术12g，甘草6g。7剂，每日1剂，水煎服。

9月15日二诊：胃脘嘈杂、隐痛得减，余症亦悉好转。继以前方加减调治，服药21剂，诸症悉平。

按语：

患者长期服用温燥之品，耗伤胃阴，阴虚生内热，热伏阴分，煎熬血液而为瘀血，不通则痛，发为胃痛。治疗以沙参麦冬汤、川黄连等清热养阴，芍药甘草汤、乌梅、生麦芽等酸甘化阴，丹参、延胡索、五灵脂、三棱、莪术、桃仁等化瘀止痛，佛手理气而不伤阴，对阴虚胃痛效好。

验案5：吕某，女，47岁，2003年1月17日初诊。

反复胃脘隐痛5年。在当地医院做胃镜检查提示为慢性浅表性胃炎并糜烂，十二指肠球部溃疡。经中西医多方诊治（具体用药不详），胃痛仍反复发作，为求中医药治疗

荣远明

而来诊。胃脘隐隐灼痛，嗳气泛酸，倦怠乏力，纳少，口干，脉细稍弦，舌黯红，苔薄微黄。

西医诊断：慢性浅表性胃炎并糜烂；十二指肠球部溃疡。

中医诊断：胃痛（气阴两虚）。

治则：益气养阴，理气活血，清热止痛。

方药：自拟养胃汤加减。

太子参15g，石斛15g，制半夏12g（打碎），海螵蛸15g（打碎），枳壳12g，牡丹皮10g，香附12g，佛手10g，延胡索15g，神曲12g，鸡内金12g，甘草6g。30剂，每日1剂，水煎服。

2月16日二诊：胃脘已不痛，但觉闷热不舒，脉缓，舌黯红，苔薄白。治拟益气养阴，清热和中，上方去半夏、佛手、延胡索，加知母15g，继服30剂。

3月17日三诊：胃脘已无痛楚，但时有饱食则胀，脉缓，舌淡红，苔薄白。治拟益气养阴，消食和胃，上方加半夏12g，生麦芽15g，炒谷芽15g，再进30剂。

后患者诸症悉除，复查胃镜示多年胃病已除。

按语：

患者平素操劳家务，先伤于脾，脾虚不能助胃行液，则脾病而胃亦同时受病，终致脾胃气阴两虚。虚热内扰，胃腑失养，故胃脘隐隐灼痛；胃气不足，胃气上逆，则纳少，嗳气泛酸；胃热阴伤则口干；气血生化之源，肌体失于濡养，故倦怠乏力；舌黯红、苔薄微黄、脉细稍弦均为气阴不足，夹瘀热、气滞之征。治以益气养阴，理气活血，

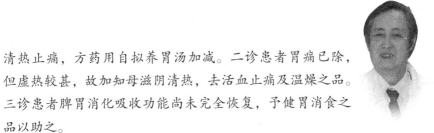

清热止痛，方药用自拟养胃汤加减。二诊患者胃痛已除，但虚热较甚，故加知母滋阴清热，去活血止痛及温燥之品。三诊患者脾胃消化吸收功能尚未完全恢复，予健胃消食之品以助之。

　　该例患者多年胃病得以根治，还有一个重要原因是我们依据"必依其所主，而先其所因"的原则，告知其胃痛的成因，嘱咐其注意多休息，少操劳。患者家属十分配合治疗，使患者得以解除病因，加上坚持服药，终获痊愈。

　　验案6：车某，男，30岁，2004年3月5日初诊。

　　反复胃痛1年余。上周曾因胃出血在当地医院住院，诊断为慢性浅表性胃炎伴有胃底糜烂，十二指肠球部溃疡。经治疗（具体治疗不详），出血已止，复查胃镜提示胃炎及溃疡未愈。现胃稍灼热疼痛，得食则缓，乏力，纳少，口干，时有嗳气，大便干结，舌微红，苔薄微黄，脉细稍弦。

　　西医诊断：慢性浅表性胃炎并糜烂；十二指肠球部溃疡。

　　中医诊断：胃痛（气阴两虚）。

　　治则：益气养阴，理气和中，清热止痛。

　　方药：自拟养胃汤加减。

　　太子参15g，石斛15g，制半夏12g（打碎），海螵蛸15g（打碎），枳壳12g，牡丹皮10g，香附12g，知母15g，延胡索15g，百合15g，鸡内金12g，甘草6g。30剂，每日1剂，水煎服。

　　4月4日二诊：胃脘已不痛，但仍口干，时有嗳气，脉缓，舌淡红，苔薄白。治拟上方去知母、香附、延胡索，加沙参15g，继服30剂。

后去医院复查示胃病已除。

按语：

患者病前经常饮酒、吸烟，久则易积湿蕴热，耗损胃之气阴，灼伤黏膜，致发气阴两虚型胃痛。虚热内扰，胃腑失养，故胃灼热疼痛；进食后气阴有所补充，故疼痛可缓解；胃热津伤则口干；胃气上逆则时有嗳气；津液不足，大肠传导失司则大便干结；健运失职，气血生化乏源，肌体失于濡养，故乏力；舌微红、苔薄微黄、脉细稍弦均为气阴两虚、气郁化火之候。治以益气养阴、理气和中、清热止痛为法，方以自拟养胃汤加减。因患者阴虚内热较甚，故方中加知母、百合以加强滋阴清热之力。二诊患者内热已减，胃痛已除，故去清热、理气、活血止痛之品，因气津损伤未复，加沙参15g以益气养阴润胃。俾使气津恢复，则胃病可愈。

临床上胃病患者胃痛之所以反复发作，难以根治，与其只知服药治病，不注意生活、饮食、起居及情志调摄有关。荣远明教授一贯强调治病救人，要患者认识致病之源，教患者学会正确的防病、治病之法，养成正确的生活习惯，方能一劳永逸，从源头上真正杜绝疾病的发生。

痹 病

痹病是指人体肌肤经络遭受风、寒、湿邪侵袭后，气血为邪之所阻，不能畅通所导致的一类疾病，属肢体经络

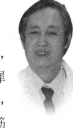

病证。"痹"乃闭阻不通之意,《景岳全书》云:"盖痹者,闭也。以血气为邪所闭,不得通行而病也。"《杂病源流犀烛》有云:"痹者,闭也,三气杂至,壅蔽经络,血气不行,不能随时祛散,故久而为痹。"本病主要以肌肉、关节、筋骨疼痛、酸麻重着、屈伸不利为主要表现。痹病日久不愈,复感于邪,会内舍其合,引起脏腑痹,不仅治疗棘手,而且预后不佳。西医学中类风湿关节炎、风湿性关节炎、痛风、骨关节病等都可参照痹病来辨证论治。

【诊治经验】

(一)强调内外相合致病,久痹兼夹痰浊瘀血

1. 体质虚弱是发病的重要内因 荣远明教授认为先天禀赋不足或素体正气虚弱,腠理空疏,卫外不固是引起痹病的内在因素。早在《灵枢·五变》中就指出:"粗理而肉不坚者,善病痹。"《诸病源候论》云:"人腠理虚者,则由风湿气伤之,搏于血气,血气不行,则不宣,真邪相击,在于肌肉之间,故其肌肤尽痛。"《严氏济生方》亦云:"皆因体虚腠理空疏,受风寒湿气而成痹也。"

先天禀赋不足,一则肝肾亏损,精血不足,导致筋骨经脉失于濡养;二来肾的封藏主水功能失常,不司二便,导致湿浊内聚,流注关节、肌肉,闭阻经脉。这些均可形成痹痛。此外,禀赋不足、阴阳失衡又可累及其他脏腑,肾为先天之本,脾为后天之本,两者相互滋生,相互促进,脾肾关系密切,因此禀赋不足主要累及脾脏,影响脾的运化功能,出现痰湿内生,凝滞于关节,而脾之化源不足,气血无以充养关节经脉,又可加重病情。

正气亏虚，可为素体亏虚，也可由其他疾病内耗而致，如妇女产后气血不足，或劳倦、饮食、情志损伤，或过服某些化学药品内伤元气。正气亏虚，除了出现筋骨经脉失养外，还因正气不足，无力抵御外邪，又给病邪造成可乘之机，所谓"邪之所凑，其气必虚"。而且感邪之后，由于正虚无力驱除外邪，病邪容易留滞于内，造成虚实夹杂，最终病情反反复复，迁延难愈。

2. **外邪侵袭是发病的充分条件**　痹病是一种与气候变化有着密切关系的疾病，其发生除了与患者的体质有关外，还与气候条件、生活环境等密切相关。《素问·痹论》云："所谓痹者，各以其时重感于风寒湿之气也。"荣远明教授认为感受外邪是发生痹病的充分条件，主要是风、寒、湿、热之邪痹阻经络，气血不通所导致。

由于本身体质不足，正气偏虚，腠理疏松，卫外不强，又逢生活、工作环境差或气候变化的影响，如居住地潮湿，劳作环境湿冷，或汗出当风、汗出即行沐浴，淋雨涉水，气候突然变化，冷热交错或阴雨、暑湿天气缠绵等，外邪乘虚侵袭人体，阻于肌肤，注于脉络，停着筋骨、关节，致使经络痹阻，气血运行不畅，则有肢体关节的酸麻肿痛，活动不利。根据感受风、寒、湿邪的不同，临床表现也不同，如行痹、痛痹、着痹，还有一种痹病，可由机体直接外受风寒湿热之邪而成，或风寒湿邪所致的痹病久痹不愈，郁久化热转化而来，称为风湿热痹或湿热痹病，患者除了关节酸痛、活动不利外，常有局部关节红肿热痛的特征性表现。此外，根据邪犯部位、发病时间的不同，又有皮、脉、肉、筋、骨痹之分。《素问·痹论》曰："以冬遇此者为骨痹，以春遇此者为筋痹，以夏遇此者为脉痹，以至阴遇此者为肌痹，以秋遇此者为皮痹。"

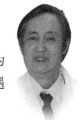

3.**常见发病诱因**　主要是在正虚邪侵或邪阻络脉的基础上，再加上过度劳累，情志损伤，内耗正气，正气更虚，或饮食不节，醇酒美味，损伤脾胃，内生痰浊愈甚，或复感外伤，或手术，或关节损伤等，均可加重经脉痹阻，气血运行不畅而诱发本病。

4.**久痹兼夹痰浊瘀血**　首先，本病是在禀赋不足的基础上感受风、寒、湿、热等邪而成，邪阻经络，经气不利，经络的气血运行不畅，这往往是气滞血瘀的主要成因，同时久病不愈，导致血脉瘀阻，并累及所络属的脏腑以及经络循行部位，使其生理功能失调，可出现有关脏腑病证，如气机阻滞，津液输化失常，津液凝聚，痰湿内生，导致痰浊瘀血停着，闭阻经络，临床常表现为关节肿大、畸形、僵硬，局部有瘀斑、结节等。

综上所述，痹病的发生常常是在内因的基础上再遇外因和（或）诱因相加，即先天不足，正气亏虚，经脉失养，加上感受外邪或饮食不节或情志内伤或外伤等，最终气血为邪所阻，运行不畅，导致关节、筋骨、肌肉疼痛、肿胀、红热、麻木、重着、屈伸不利，久病者痰瘀互结闭阻，又可加重病情，因此本病为正虚标实证。临床常常表现为病程较长、反复发作。

（二）临证首辨风寒湿痹与风寒热痹的不同

由于痹病是多种病邪相并侵袭导致，在疾病的早期往往以邪实为主，或风、寒、湿留着，或风寒湿热郁结，根据邪气偏盛的情况，结合患者的体质，临床表现各不相同，治疗也不相同，因此首先要注意辨别寒热之不同。

1. 风寒湿痹　《素问·痹论》云："风寒湿三气杂至，合而为痹也。"痹病往往是在体虚的基础上感受外邪，主要是感受风、寒、湿邪，共同表现为关节肿痛，屈伸不利，或见局部皮下有结节等特点。根据感受风、寒、湿邪偏盛的不同，痹病的临床表现各有特点。

（1）行痹："其风气胜者为行痹"。本证发病的关键为风寒湿邪侵袭经络，以风气偏盛为主，最终导致经络阻滞不通，气血运行不畅，筋脉失养，拘急而痛。由于风邪具有善行数变、走窜不定的特点，因此常常表现为肢体关节游走疼痛，病变部位不拘上、下、左、右肢体关节，病或数时，或一两日，或三五天，一般白天轻夜间重，或在四肢及躯干有环状红斑。此外，还可并见感受风寒或风热后外邪束表的在表之征。偏于风寒者，多见恶风或恶寒，喜暖，颜面淡青而两颧微红，舌淡红，苔白，脉多浮紧或紧。偏于风热者，可见发热恶寒并见，关节疼痛，局部红肿，触之热感，舌质红，苔薄黄，脉浮数。

（2）痛痹："寒气胜者为痛痹"。风寒湿杂合而至，以寒邪偏盛为主，经络壅寒，气血运行不畅，导致筋脉失养。由于寒为阴邪，其性凝滞收引，故拘急而痛，主要表现为肢体关节剧烈冷痛，活动不利，部位固定，局部关节不肿、不红、不热，每遇寒冷则病情加重，得热则缓解。得热气血流畅，故而疼痛减轻，遇寒气血凝滞加重，所以疼痛加

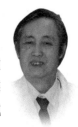

剧，寒邪主要损伤阳气，因此局部皮色不变。痛痹又有虚实之分，两者主要从舌象、脉象来鉴别。实者多为外感寒邪，凝滞血脉所致，患者表现为舌质红嫩而润，苔白腻或白，脉沉弦或沉迟；虚者多因素体阳虚，阴寒内盛，经脉失于温养所致，患者舌质红嫩而润或淡，苔白或少苔，脉沉细无力。

（3）着痹："湿气胜者为着痹也"。感受风寒湿邪，以湿邪偏盛为主。湿为阴邪，湿性重浊黏滞，停留肌肉，阻滞关节，故临床表现为肢体关节重着疼痛，痛处固定，肌肤麻木。湿有外湿、内湿之分。外者多为外感雾露之气，雨湿之邪；内者多因脾胃虚损，运化失常，水湿内停所致。两者可相互影响，外感湿邪可蒙蔽阳气，阻碍气机，损伤脾胃，内湿又容易招引外湿，内外两湿相合侵犯，更易损伤机体的阳气。湿邪痹阻日久必伤经络之血，营分伤则卫气不通，血分伤则阳气不行，邪气流滞关节，脉络失养，拘而为痛。此外，湿邪还有寒热之别，偏于寒湿者，其肢体关节沉重酸胀、疼痛或肿胀，重着不移，甚至四肢活动不便，颜面苍黄而润，舌淡红，苔白厚或白腻，脉濡缓或弦紧；偏于湿热者，多见肢体疼痛沉重，关节红肿热，舌质红，苔厚腻而黄，脉弦滑数。

2. 风湿热痹或湿热痹　此证多由身体阳盛或阴虚内热，感受外邪之后易从热化，或因风寒湿痹久而不愈，从阳化热，热邪与人体气血相搏，壅于经络、关节，气血瘀滞不通而见局部关节红肿热痛，屈伸不利。由于风湿热邪乃阳邪致病，因此在发病中会有阳热证的表现，以起病急骤、关节红肿热痛为特点，关节灼热疼痛，得冷则舒，多兼有发热、恶风、口渴、头痛汗出、烦闷不安等症，舌质红，苔黄燥，脉滑数。由于热邪偏盛，若不及时治疗，传变也较快。热邪灼伤津液，炼液为痰，血脉涩滞，容易痰、瘀、热胶结致痹，局部关节可出现刺痛，有硬结痰核等，病情因此变得复杂。

（三）久痹审视脏腑虚损及痰瘀痹阻

疾病初期表现在肢体、关节的经脉，以肢体关节疼痛、屈伸不利为痹病的共同症状，随着病情发展可逐渐侵蚀筋骨，内损脏腑。若病程较长，疾病日久不愈，不仅损伤正气，还可出现停痰瘀阻，尤其在天气突然变化时很易复感于邪，往往造成痰瘀与外邪交阻相夹，成为新的致病因素痹阻经络，最终导致虚实夹杂，病情反反复复。

1. 脏腑痹　《素问·痹论》云："五脏皆有合，病久而不去者，内舍于其合也。"可知痹病日久不愈，复感于邪，会引起脏腑痹，如热痹、行痹或脉痹不已，复感于邪，内舍于心，形成心痹，此时不仅有外在的肢体关节疼痛等，还有胸闷、心悸、气短等心脉痹阻及心气不足的表现；皮痹再感，内舍于肺，发为肺痹，此时不仅有肌肤麻木不仁等，尚有咳嗽、气急喘促、胸痛等肺气痹阻的临床表现；热痹、行痹或肌痹日久不愈，再感受于邪，内舍于脾，发为脾痹，不仅有局部肌肉关节疼痛，还有脘腹胀满、纳差等伤及于脾的表现，甚至肌萎不用；筋痹不已，复感于邪，内舍于肝，形成肝痹，不仅有关节疼痛、活动不利外，尚有胸胁胀闷疼痛、容易受惊等肝失调达、肝脏虚弱的表现；骨痹

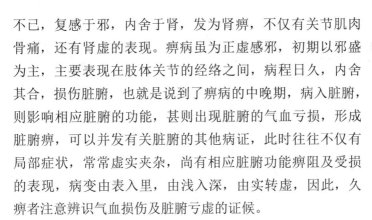

不已，复感于邪，内舍于肾，发为肾痹，不仅有关节肌肉骨痛，还有肾虚的表现。痹病虽为正虚感邪，初期以邪盛为主，主要表现在肢体关节的经络之间，病程日久，内舍其合，损伤脏腑，也就是说到了痹病的中晚期，病入脏腑，则影响相应脏腑的功能，甚则出现脏腑的气血亏损，形成脏腑痹，可以并发有关脏腑的其他病证，此时往往不仅有局部症状，常常虚实夹杂，尚有相应脏腑功能痹阻及受损的表现，病变由表入里，由浅入深，由实转虚，因此，久痹者注意辨识气血损伤及脏腑亏虚的证候。

2. *痰瘀痹阻证*　多见于痹病的中晚期。痹病的发病多与素体虚弱的体质有关，然后加上风、寒、湿、热等外邪痹阻经络，导致气血运行不畅，因此无论何种痹病，到了疾病的中晚期，久痹不愈一则损伤人体元气，导致正气虚弱更加明显，二来可出现痰瘀互结。痹病日久不愈，容易伤津耗气，引起脏腑气血亏损，气血运行不畅，形成瘀血，所谓"久病必瘀"。脏腑气血亏虚，导致脏腑功能失调，使得津液输布失常，内生痰湿，外溢于关节、筋骨、肌肉之间，闭阻经络，因此可表现为痰瘀互见，痰瘀相互胶结形成络脉癥瘕，痹阻不行，临床可见关节刺痛，局部有瘀斑、硬结痰核，甚至关节肿胀变形等，病情缠绵迁延而顽固，难以治疗。

（四）治疗重在扶正祛邪，遵循"三因制宜"原则

本病往往是内外相合致病，与体质虚弱、感受外邪、有诱发因素等密切相关，可见，在疾病的全过程中，正气不足始终存在，仅仅是机体正邪相争，表现为两者盛衰偏

重不同而已，因此无论在疾病的哪一个阶段，都勿忘扶助正气。根据患者体质的气、血、阴、阳不足，相应地采取或益气或补血或养阴或温阳等法来补益正气，增强体质，促进疾病的康复。同时，荣远明教授指出，气虚容易生湿，血虚气行不畅血，容易生风，又易受风邪侵扰，故临床常常选用茯苓、黄芪、当归、鸡血藤、白芍、地黄等益气健脾、养血补血药物。

针对风寒湿热等外邪的不同及邪气偏盛情况，分别给予祛风、散寒、除湿、清热及舒筋通络的祛邪方法。行痹配合补血之剂，寒痹配以补火之剂，湿痹配以补脾之剂，从而达到邪去正安的目的。此外，还根据具体病位所在，加用引经药物来提高治疗效果，肢体酸痛以下肢关节为主，酌情加用独活、牛膝、木瓜、防己之类；酸痛以腰脊为主者，治疗加用杜仲、桑寄生、淫羊藿、巴戟天、续断等壮腰健肾；肢体酸痛以上肢关节为主，可加用羌活、白芷、威灵仙、姜黄、川芎之类。

《黄帝内经》指出，人与大自然维持着动态的平衡，人应"与天地相应，与日月相参"。由于疾病的发生、发展及转归受多方面的影响，因此治病要因人、因地、因时的不同而制定不同的方法，荣远明教授认为，痹病与体质、环境、天气、饮食、情志等诸多因素有关，痹病的诊治更应遵循"三因制宜"的治疗原则。每个人的先天禀赋与后天调养各不相同，不同的地区，造就患者的体质明显不同，另外，气候变化明显地影响着痹病的发作，而不同的地区、不同的时间，气候是不一样的，因此治疗痹病必须强调根

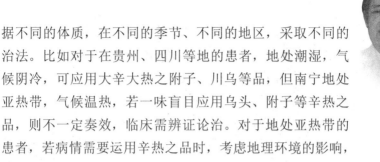

据不同的体质，在不同的季节、不同的地区，采取不同的治法。比如对于在贵州、四川等地的患者，地处潮湿，气候阴冷，可应用大辛大热之附子、川乌等品，但南宁地处亚热带，气候温热，若一味盲目应用乌头、附子等辛热之品，则不一定奏效，临床需辨证论治。对于地处亚热带的患者，若病情需要运用辛热之品时，考虑地理环境的影响，荣远明教授都会酌情减少药量，或改用五藤汤加减（五藤主要指络石藤、海风藤、忍冬藤、鸡血藤、石南藤）治疗；又如对于平素喜食肥甘厚味，以酒为浆的患者，久则极易损伤脾胃，湿热内生，留注关节，痹阻脉络，而成本病，治疗时不仅需要清热利湿，活血通络，尚需考虑湿热亦能困脾胃，注意加用清化湿浊之品，如佩兰、藿香之类，这些都是"三因制宜"之理。

【验案举例】

李某，女，48岁，2003年9月26日初诊。

2000年11月在单位体检中发现左下肺阴影，先后在多家医院诊治，曾用青霉素、红霉素等治疗无好转，左下肺阴影扩大，遂改用抗结核治疗，40天仍无好转，即转至广州诊治，拟诊为间质性肺炎，给予醋酸泼尼松片（强的松）治疗，病情好转。2002年5月，在激素减量到每天10mg时开始出现双足底触电样疼痛，活动受限，曾在当地医院诊治查类风湿因子（+），拟诊为类风湿关节炎，遂到广州复诊，给予激素加量，疼痛好转，然后逐渐减药。至2003年5月停用激素后又出现发热，四肢多关节的红肿热痛，全身活动不能，在外院检查血沉109mm/h，类风湿因

荣远明

105

子（+），抗"O"<500U。肝功能：谷草转氨酶47U/L，余项正常。血常规：血红蛋白99g/L，白细胞5.4×10⁹/L，红细胞3.45×10¹²/L。曾服尼美舒利片（怡美力）等药，发热渐退，但仍四肢关节疼痛，双上肢不能上举，手指关节稍变形，双膝关节下蹲及坐下困难。患者为求中医治疗而来诊，症见：上下肢肢体活动不能自如，张口活动困难，双手中指及小指畸形，精神倦怠，舌体瘦小，舌质暗红，苔薄微黄，脉沉细稍弦。

西医诊断：类风湿关节炎；间质性肺炎。

中医诊断：痹病（肝肾阴虚，气血不足）。

治则：补益气血，调补肝肾，祛风除湿，活络止痛。

方药：五藤汤加减。

石南藤15g，鸡血藤30g，宽筋藤25g，海风藤15g，当归12g，独活15g，忍冬藤30g，生地黄25g，川木瓜15g，没药12g，千斤拔30g，延胡索15g，牛膝25g，葛根25g，川芎12g，羌活12g，甘草6g。15剂，水煎服，每日1剂。嘱咐忌食肥甘厚味、煎炸刺激之品。

二诊：诉10月初因受凉后出现咳嗽，一直未愈，遂于10月24日复查CT检查提示肺部阴影增大。现仍有咳嗽，晨起咳黄痰，咳出则舒，关节疼痛较前明显减轻，活动后心悸，气紧汗出，深吸气则咳嗽，伴有全身乏力，纳差，夜寐欠佳，舌暗红，苔薄黄，脉细稍弦数。拟补肺清热化痰，佐以祛风除湿、活血通络为法，处方：石南藤15g，太子参15g，麦冬15g，海风藤15g，丹参15g，玄参15g，远志12g，川贝母6g，生地黄15g，枇杷叶12g，没药12g，

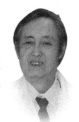

桑白皮 15g，延胡索 15g，神曲 12g，黄芩 15g，苦杏仁 12g，前胡 12g，秦艽 12g，威灵仙 15g，鸡内金 12g，射干 15g，甘草 6g。15 剂，水煎服，每日 1 剂。

三诊：咳嗽明显减轻，体力、食欲稍有增加，双上肢稍能上抬，仍有四肢关节疼痛，舌体瘦小，苔薄微黄，脉细弦。治疗守 9 月 26 日方，加太子参、知母。15 剂，水煎服，每日 1 剂。

四诊：服药后，关节疼痛减轻，但双牙关节不能开口，双膝关节下蹲困难，复查血沉 45mm/h，舌脉同上。治疗守上方随症进行加减，此后病情稳定。

按语：

本例患者年近七七，天癸将竭，肾气渐衰。就诊时多关节疼痛，局部红肿热痛，根据脉症属肝肾阴虚，气血不足兼有热象，治疗拟养阴补血、强筋壮骨、祛风除湿、通络止痛为法，方剂投自拟五藤汤加减。方中以海风藤、忍冬藤、鸡血藤、石南藤等祛风湿、通经络，忍冬藤清热除湿，同时配伍四物汤养阴补血，牛膝、独活、千斤拔补肝肾、强壮筋骨，没药活血化瘀，并应用独活、牛膝、川木瓜引药下行，经治疗患者关节疼痛明显好转。鉴于患者原有肺部疾病 3 年，当知其肺气虚弱，正气不足，卫外抗邪能力下降。一旦起居不慎，极易感受外邪，而且不容易驱邪外出，继而影响肺的宣发肃降功能，表现为咳嗽时间较长，难以治愈，此时治疗重点转向清热宣肺、止咳化痰、扶助正气为主，应用太子参补气养阴，桑白皮、枇杷叶、黄芩、苦杏仁、川贝母等清肺止咳化痰，佐用祛风除湿通络之品。待患者咳嗽、体力有所恢复后，再复投五藤汤为主进行治疗，病情稳定后，治疗时仍不忘佐用扶正之法培本固元。

痛　风

痛风是由于嘌呤代谢紊乱所致的代谢性疾病，临床以高尿酸血症伴急性痛风性关节炎反复发作、痛风石沉积、慢性痛风性关节炎、关节畸形、累及肾脏出现间质性病变和尿酸结石为特点。一般病程较长，晚期常并发肾衰竭、动脉硬化、冠心病、脑卒中等。

中医学中也有"痛风"之名，最早见于金元时期《东垣十书》《丹溪心法》中，将痹病中的痛痹或痛痹与行痹并列称之为痛风或白虎历节风，后世医家多认为，痛风归属于"痹病"的范畴。当前中医主要是根据其临床表现进行辨证论治，以急慢性关节炎为主要表现，属于"痹病""痛风""白虎历节风"的范畴；以尿路结石为主要表现，属于"石淋""腰痛"范畴；以肾功能失常、肾衰竭为主要表现时，则属于"腰痛""虚劳""水肿""关格"之类；若以冠心病、心肌梗死、高血压病为主要表现时，又属于"心悸""心痹""眩晕"范畴。荣远明教授认为，本病在临床上多以关节病变为主，因此大多数患者按痹病进行诊治，部分患者并发石淋及心、肾病证，则参照中医石淋、心悸、心痹、腰痛等相关病证进行辨证论治。

【诊治经验】

（一）先天脾肾功能失调为发病的根本

荣远明教授认为，痛风形成的主要原因在于先天性脾肾功能失调。脾主运化，其功能失调则出现内生痰浊，肾主司二便，功能失调则湿浊排泄缓慢而且量少，两者最终都导致痰浊内聚。若此时感受风寒湿热之邪，再加上劳累过度，七情内伤，损耗正气，或酗酒饮食损伤，或关节外伤等诱因，尤其酗酒厚味，损伤脾胃，加重并促使痰浊流注关节、肌肉、骨骼，导致经脉气血运行不畅而发为痹痛，这就是西医学所谓的痛风性关节炎。其病机主要是先天不足，正气亏虚，经脉失养；或湿浊排泄减少，流滞经脉；或脾运失司，痰浊凝滞关节；或感受外邪，痹阻经脉，气血运行不畅，最终表现为肢体关节肿胀、疼痛、红热、麻木、屈伸不利。若久病不愈，血脉瘀阻，津液凝聚，痰浊瘀血闭阻经络又可出现关节肿大、畸形、结节，并且累及脏腑，并发有关脏腑病证，则病情复杂而严重。

综上所述，本病在关节症状出现之前，先有先天肝肾不足和脾运失司。初期病位在肢体、关节之经脉，继而由表及里，由浅入深，侵蚀筋骨，内损脏腑，病情也由实转虚，属本虚标实证，以肝肾亏虚、脾运失调为本，以风寒湿热、痰浊、瘀血闭阻经脉为标。

（二）重分期证治，勿忘标本

荣远明教授认为，痛风急性期邪实标象明显，属中医学风湿热痹或湿热痹范畴；慢性期多表现为风寒湿痹或寒

荣远明

109

湿痹，甚则顽痹、骨痹等。不同时期，临床表现不同，因此治疗侧重点也不同。无论在疾病哪一阶段，祛风、散寒、除湿、化痰、活血化瘀、清热及舒筋通络等都是痛风的基本治疗方法，到了疾病后期或久病者往往正虚凸显，虚实夹杂，治疗又要注意标本兼顾，在攻邪的同时注意给予补益正气之剂以扶正，这些都是治病求本的方法，也是痹病的"正治"。

1. 风湿热痹或湿热痹　多见于痛风的急性期。一般起病急骤，多表现为下肢关节尤其第一跖趾及大脚趾关节红肿热痛，下肢关节沉重，也可表现为一个或多个其他关节红肿热痛，常兼有发热、恶风、口渴、烦闷不安，尿黄，脉弦滑数。由于本证型以热邪致痹为基础，因此治疗以清热通络为主，佐以祛风除湿之品。常用四妙丸加味或白虎桂枝汤加减，并常加健脾化浊及利尿除湿之品，如薏苡仁、土茯苓、金钱草、猪苓、车前子、滑石、泽泻、防己等，一是防止脾虚生湿，二是使邪有出路，湿从小便而去；热盛，加忍冬藤、连翘、黄柏等；热邪损伤阴津者加用生地黄、麦冬、玄参等；肿痛较甚者加乳香、没药、秦艽、络石藤、海桐皮、桑枝、全蝎、地龙等；下肢痛甚，选加牛膝、木瓜、独活等；痛在上肢明显者，选加羌活、威灵仙、姜黄之类。急性发作时，除了上述药物治疗外，还要注意卧床休息，抬高患肢，从而减轻疼痛，一般休息到关节疼痛缓解3天后才能恢复活动。

2. 风寒湿痹或寒湿痹　多见于痛风的慢性期。表现为关节肿痛，屈伸不利，或见皮下结节或痛风石，舌苔薄白

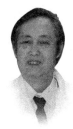

或白腻，脉弦紧或濡缓。根据感受风寒湿三邪偏盛的不同，临床表现相应具有行痹、寒痹、着痹的特点。针对风寒湿三邪致病的特点，治疗总以祛风散寒、除湿通络为主，常用薏苡仁汤加减。此外，仍不忘加用健脾化湿及利尿除湿之品，注意应用上下肢的引经药物以提高药效。风邪偏盛者，可加重羌活、独活、防风，或选用祛风通络之品如海风藤、秦艽等；寒邪偏盛者，可加用温经散寒之品，如制草乌、细辛、制附子等；湿邪偏盛者，可加用胜湿通络药物，如防己、萆薢、川木瓜等。对于有皮下结节或痛风石者，可加祛痰、化石通络的药物，如天南星、金钱草、炮山甲等。若无明显风象，以关节冷痛、重着、肿胀为主者，为寒湿痹证，治疗以温经散寒、祛湿通络为主，方剂选用附子汤加减。

同时，荣远明教授指出，寒邪偏盛时应用的温经散寒药物多为辛温香燥之品，易损伤阴血，临床运用这些药物时注意中病即止，对于阴血不足者要酌情配合养阴补血药物，如熟地黄、当归、鸡血藤等。尤其是应用附子、川乌时，还要注意它们有一定的毒性，患者对药物的耐受反应程度不完全一样，因此应从小剂量开始，而且还要注意煎服方法，一般需久煎两个小时以上，一来可以缓和药性，二来还可防止乌头碱中毒，此外，为了避免药物的不良反应，还可将药煎好后再加入白蜜，皆因白蜜可解乌头的毒性也。

3. 痰瘀痹阻　多见于痛风的慢性期。表现为关节疼痛反复发作，日久不愈，时轻时重，或疼痛固定，呈刺痛，

荣远明

关节肿大变形，屈伸不利，皮下有结节或皮色紫黯，舌淡胖，苔白腻，脉弦或沉涩。本证型乃痰浊瘀血留阻经络、关节、肌肉，导致脉络痹阻，因此常常虚实夹杂，症情顽固。治疗应以活血化瘀、化痰散结通络为主，采用桃红饮合二陈汤加减。若皮下有结节，可加用制南星、白芥子之类；关节肿甚，则选加防己、土茯苓、滑石之类；关节疼痛剧烈，加用乳香、没药等活血化瘀之品；关节久痛不愈，可加用全蝎、乌梢蛇、炮山甲等；久病体虚，面色不华，神疲乏力者，又当加用黄芪、党参之类扶助正气。总而言之，这一证型的治疗，不仅强调辨证用药，酌情应用虫类动物药还能搜剔除痰，通络止痛，往往收到意想不到的效果。

4. 气血不足，肝肾亏虚　多见于久病体虚者。表现为关节疼痛反复发作，日久不愈，时轻时重或游走不定，甚或关节变形，屈伸不利，腰膝酸痛或足跟疼痛，伴有神疲乏力，气短心悸，面色无华，舌淡苔白，脉沉细弦、无力。病情常常虚实夹杂，正虚为主，治疗标本兼治，攻补兼施，特别注意扶助正气，以补益气血、调补肝肾、祛风除湿、活络止痛为法，方剂常用独活寄生汤加减。腰膝酸痛明显者，加用黄芪、鹿角霜、续断；冷痛较甚可加用制附子、干姜、制川乌等；关节重着，肌肤麻木者加用薏苡仁、苍术、防己、鸡血藤等；皮下有结节加用虫类药物豁痰散结。

总之，荣远明教授认为，痛风是先有先天禀赋不足，继而累及脾脏，导致脾的运化失常，尤其是醇甘厚味、酒

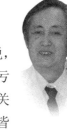

食运化不及，因此痛风常为饮食不节所诱发，也就是说，痛风常常表现为脾胃虚弱。脾主四肢，外合肌肉，脾胃亏虚，运化失职，一来运化不及可导致痰浊内生，凝滞于关节发生痹痛，如《素问·至真要大论》云："诸湿肿满，皆属于脾。"指的就是脾虚生湿；二则化源不足，水谷精微不能生养肌肉及充实四肢可导致"肉不坚"，正如《灵枢·五变》所云："肉不坚，腠理疏，则善病风。"在体质虚弱，气血不足，腠理不固的基础上，又容易感受外邪而致痹痛。因此，治疗痛风尤其是慢性及反复发作者，往往要注意加强益气健脾祛湿。脾土强健，运化水液的功能健旺，也就杜绝了产生痰湿等病理产物的源头，气血强盛，抵御外邪的能力增强，这些对促进疾病的恢复是大有好处的，如常用茯苓、薏苡仁、党参、白术、黄芪等健脾益气之品扶正。对于关节疼痛较甚者，常配合运用外治的方法，如中药渣趁热熏洗和外敷痛处，或应用针灸、理疗等法。此外，本病与饮食有密切关系，嘱咐患者应注意生活调摄，多饮水，避免肥脂厚味、酒浆及高嘌呤食物，如内脏、豆类、发酵的食物，避免过度劳累，注意保暖，避免受寒等。

【验案举例】

验案 1：李某，男，73 岁，2003 年 12 月 24 日初诊。

患者自述平时喜饮酒及进食肥甘厚味之品，此次于 7 天前因家庭聚餐喝酒并进食较多猪肝、粉肠等，当天晚上即出现左脚大脚趾疼痛，开始未在意，此后疼痛逐渐加重，走路疼痛加剧，遂到医院就诊，当时检查血尿酸提示 523 μmol/L，确诊为痛风，给予布洛芬等止痛药物，稍缓

荣远明

解，现仍觉左跖趾关节处疼痛，活动不利，为求中医治疗来诊。左跖趾关节压痛，局部稍红肿，肤温稍高，口干，下肢沉重，无发热恶寒，小便黄，体型肥胖，神情自然，舌红，苔黄，脉弦滑。

西医诊断：痛风。

中医诊断：痹病（湿热痹）。

治则：清热除湿，通络止痛。

方药：四妙散加减。

黄柏10g，薏苡仁30g，滑石12g，苍术10g，独活15g，络石藤15g，忍冬藤30g，生地黄12g，茯苓15g，延胡索15g，牛膝25g，赤芍12g，车前子12g，甘草6g。7剂，水煎服，每日1剂。嘱咐服药后将剩余药渣煎水熏洗患处，忌食肥腻、动物内脏、豆制品，戒酒，注意休息，避免过多下肢活动。

二诊：左跖趾关节疼痛好转，仍有少许隐痛，局部无红肿，自觉纳谷不香，舌红，苔微黄，脉弦滑。治疗守上方加白术、神曲。7剂，水煎服，每日1剂。

三诊：左脚大脚趾及跖趾关节疼痛明显好转，活动不受限制，局部无红肿热感，无口干不适，复查血尿酸降至正常，舌脉同前。继续守上方去生地黄、车前子、忍冬藤等，加桑寄生，巩固治疗两周，此后病情稳定。

按语：

患者为年过七旬的男性，肝肾亏损，精血不足，筋骨经脉失于濡养，加上平素喜食肥甘厚味，以酒为浆，日久极易损伤脾胃导致脾胃虚弱。一旦饮食不节，很容易导致脾胃的运化失调，尤其对厚味、酒食运化不及，酿湿生热，导致湿热凝滞于关节，痹阻经络而发生痹痛。鉴于患者疼痛为跖趾关节，位置较固定，局部表现为红肿热痛，关节疼痛无游走性，当知患者痹痛乃属湿热痹。治疗以清热除湿、通络止痛为法，方剂投四妙丸加减，加用忍冬藤、络石藤清热利湿；选加车前子、滑石利尿除湿，使湿邪从小便去；应用白术、茯苓健脾化浊，杜绝生痰之源；同时应用牛膝、独活等引经药物引药下行；患者出现口干乃热邪伤阴所致，治疗又加用生地黄滋补阴津。经上述治疗后病情明显好转，血尿酸降至正常，而当病情好转后注意给予桑寄生补益肝肾，巩固疗效。

验案2：李某，男，68岁，2002年11月26日初诊。

1996年11月开始出现右足大脚趾肿胀疼痛，曾多次在外院诊治，拟为痛风，先后应用秋水仙碱、双氯芬酸钠缓释胶囊（英太青）等药物治疗，疼痛消失，此后每遇饮食不慎或天气寒冷则发，自服止痛药缓解。此次于4个月前又开始出现足大脚趾肿胀疼痛，继而发展到足跟肿痛，在我院检查血尿酸为620μmol/L，曾服用秋水仙碱、布洛芬等药，出现胃肠道反应较大的情况，不能耐受西药，疼痛也无明显好转，遂来我院寻求中医治疗，症见：患者右足部活动不利，步行困难，局部肿胀，肤温不高，不红，精神尚可，舌苔稍白腻，脉弦紧。

西医诊断：痛风。

中医诊断：痹病（风寒湿痹，肝肾不足）。

治则：祛风散寒，除湿通络，补益肝肾。

方药：薏苡仁汤合独活寄生汤加减。

羌活 12g，防风 10g，苍术 15g，薏苡仁 30g，当归 12g，独活 15g，海风藤 15g，制川乌 10g（先煎），川木瓜 15g，桑寄生 30g，茯苓 15g，牛膝 25g，甘草 6g。15 剂，水煎服，每日 1 剂。嘱咐低嘌呤饮食，如忌食动物内脏、豆制品等，戒酒，避免过度劳累。

二诊：诉右足大脚趾疼痛减轻，足跟部仍有少许疼痛，舌暗红，苔白厚，脉细稍弦。拟守上法，加威灵仙、鸡血藤、白术、党参。15 剂，水煎服，每日 1 剂。

三诊：足大脚趾及足跟部疼痛明显减轻，体力、食欲稍有增加，检查血尿酸 426μmol/L，舌淡暗，苔薄，脉细弦。治疗守上方，加熟地黄、杜仲，随症加减，治疗 1 个月。

四诊：服药后，足部关节疼痛消失，偶有足跟疼痛，复查血尿酸 345μmol/L，舌脉同上。治疗守上方，随症进行加减，此后病情稳定。

按语：

本例患者表现为足部关节疼痛反复发作 6 年，目前足踝及足跟局部无红热，有肿胀，患者年过六旬，肾气渐衰，加上病程较长，根据脉症表现属风寒湿痹、肝肾不足，乃本虚标实证，治疗注意标本兼治，方剂选用薏苡仁汤合独活寄生汤加减，不仅予以薏苡仁汤祛风散寒，除湿通络，还要补益肝肾扶正，配伍桑寄生、杜仲、牛膝、独活等补肝肾，强壮筋骨，并加用健脾化湿之茯苓、白术，杜绝痰湿内生之源。患者病程较长，耗伤气血，气血不足，治疗

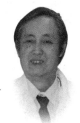

时可酌情配合益气补血药物，如党参、熟地黄、鸡血藤等，经治疗患者关节疼痛明显好转，治疗期间嘱咐患者注意生活调摄，避免高嘌呤饮食。

病毒性乙型肝炎

病毒性乙型肝炎是指由乙肝病毒引起的，以肝损害为主要病变的传染性疾病。临床特点是以青壮年男性居多，起病隐匿或缓慢，发病后容易转为慢性。轻度患者一般无明显症状，临床常见表现是全身乏力，纳食减退，厌食油腻，肝区疼痛或不适，腹胀等。西医学认为，乙型肝炎病毒是病毒性乙型肝炎的主要病因，人体感染了乙肝病毒后，机体会对病毒产生一系列的免疫应答，即产生自身免疫反应，从而导致肝细胞损害或细胞凋亡。由于机体免疫反应的不同，感染乙肝病毒后的临床表现和转归亦各不相同。免疫反应强者可发生急性或亚急性重症肝炎；免疫反应低下者即为慢性肝炎和无症状携带者；免疫反应正常者表现为急性肝炎，或有黄疸，或无黄疸。但西医在临床上确切的免疫指标无法检测，免疫学检查仅发现乙肝表面抗原（HbsAg）、核心抗体（抗HBc）持续阳性，病毒复制为乙肝病毒脱氧核糖核酸（HBV-DNA）、e抗原（HbeAg）阳性，一般实验室检查在活动期肝功能可异常，如转氨酶、胆红素升高，白蛋白降低，球蛋白升高等。因此西医也就无法根据患者的免疫强弱来治疗，目前缺乏特效的治疗方

荣远明

法，一般多是应用抗乙肝病毒药物、免疫调节剂及改善肝细胞功能的药物，治疗上较为棘手，而最主要的是本病与原发性肝癌的发生有着密切关系，这也是令许多患者担忧的，患者常常多方求医，病变经久不愈，最终导致病情反复，缠绵难愈，病程较长。

荣远明教授认为，在临床中运用中医辨证治疗病毒性乙肝，对患者的症状及肝功能改善均有较好的疗效，并能在一定程度上促进 HbeAg、HbsAg 阴转，大大地提高了患者的生活质量。

【诊治经验】

（一）多因致病，病机复杂

1. 与禀赋不足有关　荣远明教授认为，乙肝病毒中医可看作"邪毒"，邪毒侵犯人体，常与禀赋不足、体质虚弱有关，正所谓"正气存内，邪不可干"。若素体虚弱，抵御外邪的能力不足，就很容易受邪毒侵犯而导致疾病的发生。

2. 多因素综合致病　荣远明教授认为，在正气不足、体质虚弱的情况下，机体可直接感受六淫外邪及一切邪毒。若邪毒蓄积肝脏，首先影响肝脏的功能发挥。早期表现以肝气郁结为主，肝疏泄失职，气机不畅，会影响脾之运化，则寒湿内生，日久蕴而化热，而湿性黏滞，湿热邪毒互相胶结，可致病情缠绵，经久难愈。此外，肝失疏泄，气机郁滞日久，气不行血可致血瘀，所谓"久病必瘀"，对于乙肝病程较长者，常常有瘀血，瘀血又可作为病因反过来影响肝脏功能的发挥而加重病情，因此最终常常是邪毒、气滞、湿热、瘀血等多种因素胶结体内，影响肝脏以及其他脏腑的功能发挥，这是慢性乙肝患者常见的病机特点。

3.情志内伤　本病主要影响肝脏的功能，最多见的就是肝气郁结，临床上多数乙肝患者患病后常表现为心情抑郁，不开朗，容易忧伤。如果长期情志抑郁，反过来又可损伤肝脏，影响肝脏的疏泄功能，加重病情，肝气郁滞会更加明显。此外，肝气不疏，日久可形成瘀血或肝气实而内生郁火，疾病的病机变得更加复杂。

综上所述，荣远明教授认为，本病的发生既有内在因素，患者体质虚弱的一面，又有外在的原因，感受邪毒，但内因是发病的重要条件。在内外因的作用下，若生活调摄失宜如酗酒、饮食肥腻或情志不调等，这些会极大地加重病情，整个疾病都是围绕正虚、湿热、邪毒、气滞、瘀血等发生发展，病证因此虚实夹杂，变得错综复杂，病情常常迁延缠绵，经久难愈。由于肝肾同处下焦，肝肾同源，病程日久，子病及母，又可出现肝肾同病，年老体弱或中晚期乙肝的患者多见肝肾阴虚证。

（二）临证"三把握"

由于患者的体质因素不同，感染乙肝病毒后患者的临床表现也各不相同，或表现为身目俱黄，或仅有两胁肋部疼痛，因此临床上可以根据患者的临床症状而相应归属于中医"黄疸""胁痛""肝著"等范畴进行辨证治疗，对于临床上无任何症状的患者，可结合西医学两对半及肝功能等化验，将辨病与辨证两相结合。不管采取何种方法，临证时还要注意把握好以下几个要点。

1.掌握肝脏的生理特性及生理功能　肝性刚强，体阴而用阳，易动，肝藏血而主疏泄，性喜条达，恶抑郁，但凡精神情志的调节，与肝脏密切相关，肝主生阳之气，以升为用。乙肝患者发病后主要是影响肝脏的功能，临床表现以肝气郁滞多见。

2. 把握好肝脏与其他各脏腑的关系　乙肝的病位主要在肝脏，肝脏是人体的重要脏器，但它在人体不是孤立的，与其他各个脏腑均有密切联系，尤其是胆、脾、胃、肾等。

肝和胆互为表里，肝性喜条达，内寄胆腑，肝主藏，胆泻而不藏，喜润恶燥。肝病常影响及胆，胆病也常波及于肝，终致肝胆同病，如临床上表现的肝胆火旺，肝胆湿热等病理表现。常用代表方剂龙胆泻肝汤即是通过泻胆达到清肝热、肝胆同治的目的。

肝和脾胃的关系也较密切。肝喜条达，藏血而主疏泄，内寄胆腑，脾生血而主运化，与胃生理相连。脾升胃降，正如《素问·经脉别论》所言："饮入于胃，游溢精气，上输于脾，脾气散精。"食入的水谷精微经脾胃得以转输运化。《素问·经脉别论》又说："食气入胃，散精于肝。"可见脾胃的升降又依赖肝胆疏泄的正常，所谓"脾之升随乎肝，胃之降随乎胆"。生理上，肝与脾相互影响。病理上，若肝失疏泄，肝木乘脾土，则横逆乘脾犯胃，可出现肝脾不调、肝胃不和的病理表现，如精神抑郁，胸胁胀满，腹胀腹痛，纳差，便溏等。

肝与肾也密切相关。肝、肾同居下焦，肝藏血，肾藏精，精生血，血能化精，"精血同源"，即所谓"肝肾同源"。生理上肝肾之间，两者为子母关系。肝阴、肾阴、肝

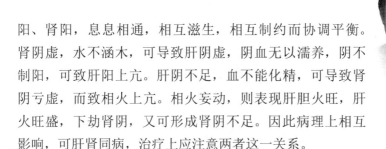

阳、肾阳，息息相通，相互滋生，相互制约而协调平衡。肾阴虚，水不涵木，可导致肝阴虚，阴血无以濡养，阴不制阳，可致肝阳上亢。肝阴不足，血不能化精，可导致肾阴亏虚，而致相火上亢。相火妄动，则表现肝胆火旺，肝火旺盛，下劫肾阴，又可形成肾阴不足。因此病理上相互影响，可肝肾同病，治疗上应注意两者这一关系。

3.把握好与瘀血的关系　乙肝乃慢性疾病，一般病程较长，早期肝体失用，肝郁气滞，气机不畅，气滞血瘀，可有瘀血，病久又耗气伤阴、伤血，气虚不行血或血枯不行均可导致瘀血的产生，因此乙肝患者在疾病的各个阶段均可兼夹瘀血，瘀血贯穿疾病的始终。

（三）治疗总以调理肝脏功能为先

乙肝的发生与患者的体质密切相关，常常是在正气虚弱的基础上感受邪毒，导致邪毒、湿热、气滞、瘀血等多种病理因素互相胶结于体内，在疾病的整个过程中，邪毒和瘀血一直贯穿乙肝始终。发病后以损伤肝脏为主，肝脏不能正常地发挥藏血和主疏泄等功能，继而影响其他脏腑。因此荣远明教授认为治疗本病总以调理肝脏功能为先，具体治法主要分为以下几种。

1.理气疏肝　为乙肝的基本治法之一。慢性乙肝乃邪毒侵犯，这种邪毒有亲肝性，侵犯人体主要影响肝的功能。肝失疏泄，不能调畅气机，可出现肝气郁结的病理表现如胸胁胀满、心情抑郁等，治疗上重在调理肝脏气机，保证肝体得用，防止肝用太过或不及。因此，无论乙肝的哪个阶段都要注意理气疏肝，临床常用药物有香附、柴胡、枳

荣远明

壳、川楝子、延胡索、佛手等，常用方剂为疏肝汤或四逆散加减。由于肝体阴用阳，具体用药时忌过用辛香燥烈之品，以防止肝阴亏损。若病情需要，治疗时注意疏肝与柔肝交替使用，如配伍芍药、麦冬、沙参、生地黄等，或用一贯煎加减。

2. 清热解毒与清热祛湿　也为乙肝的基本治法之一。荣远明教授认为，乙肝病毒是乙肝的主要病因，乙肝病毒侵犯人体，早期多表现为标实，以湿热、邪毒内盛为主，其中年轻力壮者多发。肝为刚脏，主升、主动，湿热邪毒内盛，易表现为肝胆湿热或肝胆火旺。患者常有口苦口干，目赤或黄疸，耳聋，大便干结，烦热，胁满痞闷，甚则颜面长疮等症，所以早期或体质强壮者，注意先运用清热解毒、清热利湿之法，千万不可只重补而少清。临床常用贯众、蚤休、败酱草、土茯苓、大青叶、虎杖等清热解毒，清热祛湿多用茵陈、苦参、泽泻、土茯苓等。但清热解毒、清热利湿的药物多为苦寒之品，久用或多用又有散血耗血之弊。因此湿热邪毒一去，应注意扶助正气。鉴于乙肝总以正气不足为本，若体质虚弱者，早期既要清热解毒、清热祛湿，又要兼顾体虚的一面，扶正与本法联合运用，到了中晚期更要注意扶助正气。对于肝功能异常者，荣远明教授认为，此乃患者正不胜邪、邪盛正虚的外在表现，治疗时应酌情减用苦寒攻下之清热解毒药物如板蓝根、大青叶等，以防伐伤正气，并适时扶助正气，顾护肝之气阴，常用太子参、白术、生地黄、女贞子等。

3. 活血化瘀　由于乙肝为慢性疾病，病情迁延难愈，

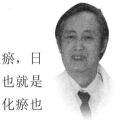

病程较长，早期肝气郁滞，肝体失用，出现气滞血瘀，日久耗气伤阴，气不行血或血涩不行也可导致瘀血。也就是说，在乙肝的全过程中均会贯穿有瘀血，因此活血化瘀也是乙肝的基本治法。临证时往往不忘运用活血化瘀药物以使血行不滞，常用的药物有丹参、牛膝、桃仁、三棱之类。

4.调理肝脾　肝胆与脾胃密切相关，脾胃的升降有赖于肝的疏泄功能正常，所谓肝木疏土；脾的运化升降功能正常也有利于肝的疏泄，所谓脾土营木，两者是互相资助的。乙肝患者常有肝失疏泄等功能异常，若肝失疏泄，不仅肝木极易横逆乘脾土，日久肝郁化火，还可"肝中之火，移入于胃"，因此临床常见有肝脾不和、肝胃不和等类型。肝脾不调者，治疗上注意调理肝脾，不仅要疏肝理气，还要健脾益气，如此才能收到明显的效果。临床常用方剂为逍遥散或柴芍六君汤加减，并常用益气健脾药物，如党参、白术、茯苓、黄芪等。对于肝胃不和者，治疗主要以疏肝理气和胃为主，方剂常以疏肝汤加减；若肝郁日久化火，移热于胃，导致肝胃郁热者，方剂则改投化肝煎加减。

此外，荣远明教授认为，无论疾病处在哪一阶段，对于乙肝患者，都强调"防患于未然"，不要忘记"治未病"思想，具体来说就是治疗病毒性乙肝不但要从疾病本身着手，还要时刻警惕，防止这一疾病传变。《金匮要略》云："见肝之病，知肝传脾，当先实脾。"可见，肝病容易下传影响脾脏的功能，因此即使在疾病的早期，乙肝虽未影响

荣远明

123

到脾脏的功能，也要适时给予健脾益气、扶助正气之治，换句话说就是治疗乙肝时，任何时候都要培土实脾，不忘运用益气健脾药物，防止肝病传脾，这对病情的恢复是极为有利的。久病或晚期患者，子病及母，容易肝肾同病，患者多表现为肝肾阴虚证，治疗时尤其要注意两者的关系，两者兼顾，临床常用方剂为一贯煎或六味地黄汤加减。

5. 标本兼治　乙肝一般表现为本虚标实之证，根据邪实正虚的不同，病证又有偏虚偏实的不同。乙肝早期或年轻患者感受乙肝邪毒，一般多表现为肝胆实火或肝胆湿热，病偏于邪实，这时治疗偏于祛邪为主；若湿热邪毒阻滞蕴蒸，或寒湿阻遏，脾阳不振，又可导致胆汁外溢，临床表现为黄疸，根据寒热的不同分为阳黄、阴黄两种，病偏于邪实，治疗仍偏于祛邪为主；年老患者或晚期病久耗气伤阴，邪毒伤正，正气不足凸显，可正虚邪实，虚实夹杂，或偏于本虚，表现为虚证，治疗时要注重扶正，不可一味清热解毒及清热祛湿，防止苦寒药物过用而伐伤人体正气，要注意兼顾体虚的一面，扶正与祛邪联合运用，尤其到了中晚期更要注意以扶助正气为先。

总之，由于乙肝的病机特点复杂，临床病证兼夹较多，表现也就错综复杂，但要注意，有一些病毒性乙肝患者临床表现不明显，尤其是年轻人，常常自觉无任何症状，仅仅化验检查异常，似乎"无病可治"，对此荣远明教授指出要把握好乙肝的病机特点，结合西医的乙肝诊断，将辨病与辨证有机结合，同样可以做到"有病可辨"，辨证论治。对于这类患者，治疗上常常不拘泥于某一种治法，根据病

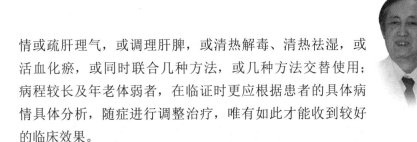

情或疏肝理气，或调理肝脾，或清热解毒、清热祛湿，或活血化瘀，或同时联合几种方法，或几种方法交替使用；病程较长及年老体弱者，在临证时更应根据患者的具体病情具体分析，随症进行调整治疗，唯有如此才能收到较好的临床效果。

（四）部分证型的治疗经验

1. 肝气郁滞证　本证型是临床较为常见的一种证型。邪毒侵犯，肝失疏泄，不能调畅气机，继而出现肝气郁结，形成本证。在疾病任何阶段，乙肝患者都会有肝气郁滞的表现，但症状的轻重程度不同。临床典型表现为胸胁胀满，心情抑郁，喜叹息，大便秘结或泄泻，舌苔薄白或薄黄，脉弦。治疗以理气疏肝解郁为法，常用疏肝汤、香附、柴胡、枳壳、川楝子、延胡索、佛手等。对于一些早期临床上无明显症状的患者，仍以疏肝理气为主，佐用清热解毒等。

本证型进一步发展可出现一些变证，如肝气郁滞容易合并瘀血，肝的气机不畅，气不行血，可导致血运障碍，形成血瘀的病理表现，临床可以通过症状的变化，如胁肋胀痛转为针刺样疼痛判断，但最主要是通过舌象、脉象的改变来判断，如舌质黯或有瘀点、瘀斑，脉象弦涩。肝的气机不畅继而影响全身气机失常，可导致津液代谢障碍，产生痰、湿等病理产物，患者可有胁腹胀闷，大便不爽，舌苔厚腻而白，脉弦滑的表现。此外，肝为刚脏，性喜升发，故肝气郁滞日久，又可出现肝气有余，化火上冲，即肝郁化火的病理表现，所谓"气有余便是火"，症见头

荣远明

目胀痛，脾气由抑郁转为急躁易怒，口苦，面红目赤，甚则衄血、大便干结、舌质红、苔黄少津、脉弦数等。因此临证时注意辨别，针对相应变证，治疗也应有所改变，在疏肝理气的基础上，或活血化瘀，或健脾化湿，或清肝泻火等。

值得注意的是，本证型的乙肝患者大多数患病后由于自身因素、疾病的折磨及社会因素、周围环境的影响，常常精神抑郁，情志不畅，心情不快，这又可加重肝气郁结。因此对于这类乙肝患者，荣远明教授不仅给予药物治疗，还每每将调畅情志以治肝的内容纳入到整个治疗当中，诊治患者时，耐心地倾听患者陈述，与患者沟通不惜花费较多时间，嘱咐患者注意生活有节，适度休息等，尽力让患者处在一种较好的精神状态下，帮助患者树立战胜疾病的信心，从而让患者更积极主动地配合治疗，患者依从性较好，这也在一定程度上避免了心情抑郁及肝郁导致的病情加重，对病情向愈是大有裨益的。

2. 邪犯少阳证　一直以来，中医学认为，人是一个有机的整体，多数情况下，邪毒侵犯人体，主要影响肝脏功能，但肝脏在人体不是孤立的，它与其他脏腑有着密切的联系，如与胆、脾、胃、肾等之间可互相影响，而其中最为密切的脏腑当属胆腑。

胆附于肝，经脉互为络属，为表里关系，胆汁来源于肝之余气，胆汁的排泄及作用的发挥均依赖于肝的疏泄功能。肝病常影响及胆，胆病也常波及于肝，终致肝胆同病。对于早期或年轻的乙肝患者，虽然正气不足，但未至于虚

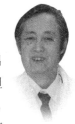

极，发病后邪毒侵犯人体，损伤肝脏，极易波及胆腑，出现肝胆同病的情况也不少见。邪毒侵犯少阳，影响少阳胆经，气机不利，可出现胸胁胀满等少阳之经证；郁结化热，循经上犯，热郁胆腑，又有口苦、咽干、目眩等症；还可有心烦喜呕、不欲饮食等胆气犯胃的症状及不欲食、腹中痛的脾证。因此治疗上既要疏畅肝脏气机，又要透达少阳之邪，常常采用小柴胡汤加减进行治疗。

由于本病乃邪毒侵犯肝脏，容易化热化火，因此治疗时注重清热解毒、清热利湿，如运用苦参、板蓝根、土茯苓、茵陈、贯众等。对于肝功能异常者如转氨酶升高，可加用降酶中药如垂盆草、鸡骨草、败酱草等，并嘱咐患者生活有规律，戒烟戒酒，避免辛燥油腻之物等。

【验案举例】

验案1：吴某，男，28岁，2003年6月26日出诊。

2000年开始无明显原因下出现右胁腹胀闷不适，无呃逆反胃，纳食可，曾在当地检查提示"大三阳"，多次在外院诊治，病情无变化，为求中医治疗来诊。在我院检查两对半：HbsAg、HbeAg、抗HBc-Ab阳性，肝功能：ALT107U/L，AST8.7U/L，γ-GT69.7U/L，总胆汁酸19.1μmol/L，总胆红素23.9μmol/L，间接胆红素17.7μmol/L，碱性磷酸酶162.7 U/L，余项正常。B超：肝光点增粗。平素易疲乏，活动后明显，时有鼻衄，夜寐欠佳，梦多，小便黄，大便正常。舌尖略红，苔薄白，脉弦细。

西医诊断：病毒性乙型肝炎。

荣远明

中医诊断：胁胀（邪毒犯肝，肝气郁滞）。

治则：疏肝理气，清热解毒祛湿。

方药：疏肝汤加减。

太子参15g，白芍12g，枳壳12g，柴胡15g，香附12g，延胡索15g，丹参25g，夏枯草15g，败酱草25g，垂盆草30g，贯众30g，茵陈30g，牛膝25g，蚤休15g，首乌藤25g，白茅根30g，甘草6g。10剂，水煎服，每日1剂。嘱咐忌食肥甘厚味煎炸刺激之品及饮酒，并保持愉快心情。

二诊：患者已无鼻衄，夜寐转佳，仍觉右胁不适，稍感乏力，舌淡红，苔薄白，脉弦细。治疗继守上方，去白茅根、首乌藤，连服1个月。

三诊：自觉乏力减轻，右胁腹辣胀不适，时有胸闷，大便稀烂，舌脉同前。治疗守上法，去延胡索、蚤休，加川芎12g理气活血，野菊花25g、土茯苓30g、胡黄连15g，薏苡仁30g加强解毒祛湿之功，此方连服1个月。

四诊：仍觉右胁腹热辣不适，口干口苦，大便不烂，小便黄，舌淡红，脉弦。复查肝功能正常，B超：肝光点增粗。治疗守上法，加牡丹皮15g、制半夏12g（打碎）、海螵蛸25g（打碎）、延胡索15g制酸止痛，板蓝根30g清热解毒，减去土茯苓、垂盆草、夏枯草、茵陈等祛湿降酶药物。

五诊：症状明显减轻，无口干口苦，但觉乏力，大便稍稀烂，小便微黄，舌脉同前。治疗予以柴胡疏肝散合蛸贝散，加桑寄生、太子参扶助正气，败酱草、贯众、茵陈清热解毒。此后继续辨证治疗6个月，复查肝功能正常，两对半：HbsAg、抗Hbe-Ab、抗HBc-Ab阳性。此后随访半年，病情稳定。

按语：

患者为年轻患者，感受湿热邪毒后蕴结于肝，肝脏的疏泄功能失常。热毒内盛，血液妄行而有鼻衄，热扰心神而致夜寐不安，梦多。初期治疗以疏肝理气、清热解毒祛湿为法，佐以凉血止血，拟疏肝汤加减。待湿热邪毒逐渐退去，肝功能转为正常，注意清热解毒祛湿与扶助正气同时兼用，一是因为前期应用的苦寒药物损伤正气，二是因为患者平素易疲乏，活动后明显，正气尚不足，三是从治未病的观点出发，此时给予蛸贝散制酸护胃，并加用太子参、桑寄生等健脾益气，调理脾胃，顾护正气，诸药合用，标本兼治。经上述治疗，患者从乙肝"大三阳"转为"小三阳"，病情明显好转，此后随症巩固治疗，病情稳定。

验案2：简某，男，40岁，2003年3月14日初诊。

7个月前开始发现乙肝病毒携带，当时自觉无任何症状，未治疗。目前检查两对半：HbsAg、抗 Hbe-Ab、抗 HBc-Ab 阳性，肝功能：黄疸指数10U，总胆红素35.5μmol/L，直接胆红素8.9μmol/L，ALT86U/L，HBV-DNA8×10^6/L，余项正常。近10天来自觉右胁肋疼痛，双目发黄，小便黄，舌头发热，舌淡红，苔薄黄，脉细弦。

西医诊断：病毒性乙型肝炎。

中医诊断：胁痛（邪毒犯肝，肝气郁滞）。

治则：疏肝理气，清热解毒祛湿。

方药：疏肝汤加减。

荣远明

白芍 12g，枳壳 12g，柴胡 15g，香附 12g，延胡索 15g，丹参 25g，贯众 30g，败酱草 25g，蚤休 15g，白花蛇舌草 15g，茵陈 30g，海螵蛸 25g（打碎）。水煎服，每日 1 剂。嘱咐忌食酸辣刺激之品，保持心情放松。以此方为基础临证化裁，治疗 1 个月。

二诊：患者胁肋疼痛减轻，仍时有右胁肋不适，小便黄，夜寐欠佳，舌淡，苔薄白，脉细弦。复查两对半提示"小三阳"，肝功能：黄疸指数 8U，直接胆红素 7.8 μmol/L，ALT50U/L，HBV-DNA6×10⁴/L，余项正常。治疗给予疏肝健脾，清热解毒祛湿，改用逍遥散加减。

处方：太子参 15g，白术 12g，土茯苓 30g，柴胡 15g，夏枯草 15g，贯众 30g，虎杖 25g，野菊花 25g，田基黄 30g，胡黄连 15g，败酱草 25g，苦参 30g，茵陈 30g，鸡骨草 30g，甘草 6g。以此方治疗 1 个月。

三诊：服药后患者精神尚可，夜寐梦多，时有口臭，小便黄，大便时硬时软，余无不适。遂改为小柴胡汤加减，以此方辨证治疗 1 个月，复查肝功能及 HBV-DNA 正常，两对半提示全部转阴，此后病情稳定。

按语：

患者为男性患者，感受邪毒后蕴结于肝，导致肝失于疏泄，肝气郁结。患者肝功能异常，出现黄疸，提示病机特点不仅有肝气郁滞，尚有湿热邪毒互相胶结，治疗以疏肝理气、清热解毒、清热祛湿为主，投疏肝汤加减。由于患者出现胁肋疼痛，为防范肝病传脾，肝胃不和，调理肝脏时不忘加用海螵蛸、延胡索等护胃止痛，如此治疗一段

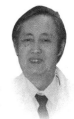

时间后，虽然患者为男性，体质较壮，仍要时刻警惕应用苦寒药物如白花蛇舌草、贯众等伐伤正气，因此荣远明教授治疗乙肝时时不忘顾护机体正气，在前面清热解毒及清热祛湿治疗一段时间的基础上，注意健脾益气，培土抑木，予以逍遥散加减治疗。当邪毒侵犯胆腑及肝气犯脾胃，影响多个脏器时，则改为和解少阳、疏肝健脾的方法，整个治疗期间都是根据病情变化来调整方案，充分体现了辨证施治的特点，因此治疗有显效。

验案 3：余某，男，42 岁，2003 年 10 月 22 日初诊。

自述于 1995 年开始出现乙肝病毒携带，当时自觉无任何症状，未做任何治疗，近半月来开始出现右胁腹胀满、疼痛不适，口干喜饮，脾气稍急躁，精神差，梦多，伴有全身乏力，食欲尚可，舌暗红，苔薄微黄，脉弦缓。检查两对半：HbsAg、抗 Hbe-Ab、抗 HBc-Ab 阳性，肝功能：ALT181U/L，AST119U/L，球蛋白 33.7g/L，总胆红素 16.5μmol/L，间接胆红素 10.7μmol/L，余项正常。B 超：肝回声稍增粗。

西医诊断：病毒性乙型肝炎。

中医诊断：胁痛（邪毒犯肝，影响胆腑）。

治则：疏肝理气，清热解毒祛湿，透邪外出。

方药：小柴胡汤加减。

太子参 15g，制半夏 12g（打碎），黄芩 15g，柴胡 15g，鸡骨草 15g，丹参 25g，夏枯草 15g，败酱草 25g，垂盆草 15g，贯众 30g，茵陈 30g，胡黄连 15g。嘱咐患者避免辛辣煎炒之品，以此方辨证治疗两个月。

荣远明

二诊：患者夜寐梦多，说梦话，鼾声大，牙齿疼痛以牙龈疼痛明显，伴有口淡泛酸，舌淡黯，苔白，脉沉细略弦。

处方：太子参15g，香附12g，白芍12g，枳壳12g，牡丹皮15g，延胡索15g，柴胡15g，知母15g，首乌藤25g，夏枯草15g，丹参25g，垂盆草15g，贯众30g，茵陈30g，牛膝25g，甘草6g。水煎服，每日1剂，连续服用1个月。

三诊：自觉晨起刷牙有恶心欲吐感，小便黄，纳食尚可，夜寐梦多，舌淡稍黯，苔白微黄，脉细稍弦。

处方：太子参15g，制半夏12g（打碎），苦参30g，黄芩15g，柴胡15g，大枣15g，首乌藤25g，夏枯草15g，丹参25g，垂盆草15g，败酱草25g，茵陈30g，牛膝25g，蚤休15g，野菊花25g，甘草6g。以此方辨证连服1个月。

四诊：自觉右胁腹疼痛减轻，恶心欲吐感减轻，口干口苦，大便不烂，小便黄，舌淡红，苔微黄，脉弦。复查肝功能正常，B超：肝光点增粗。治疗守上方随症进行调整，再巩固治疗1个月。此后病情一直稳定。

按语：

患者为年壮的男性患者，感受邪毒后蕴结于肝，肝脏的疏泄功能失常，同时邪毒波及少阳，胆经不利，热郁胆腑，患者既有精神不佳，又有胁腹胀满、疼痛不适，心烦急躁，夜寐梦多，口干喜饮。尽管患者年壮，但由于感邪较长，已有8年，损伤正气，终至正不胜邪，邪盛正虚，因此检查肝功能异常，而且患者表现出全身乏力疲倦的症

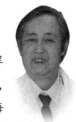

状，此时治疗既要疏肝理气，又要透邪外出，还要清热解毒祛湿，方剂采用小柴胡汤加减，鉴于患者目前的体质，注意给予太子参、大枣等扶助正气。因正不胜邪，转氨酶高，治疗注意不能过用苦寒攻下之清热解毒药物如板蓝根、大青叶之类，而改为垂盆草、败酱草等清热解毒祛湿之品，以避免伐伤正气。同时本病乃邪毒侵犯，主要影响肝脏的功能，因此治疗过程中不忘调理肝脏气机，给予疏肝理气，方投疏肝汤加减。一旦病情稳定，治疗有效，注意继续守方治疗一段时间，以巩固疗效。

验案4：李某，男，46岁，2003年9月17日初诊。

自述于20年前发现乙肝"小三阳"，未系统治疗。近半月来开始出现右胁腹疼痛不适，为求中医药治疗而来诊。右胁腹疼痛，无恶心呕吐，无发热恶寒，伴头痛，眼干，口臭，小便黄，大便时烂，舌淡红，苔薄白，脉细弦。目前检查两对半：HbsAg、抗 Hbe-Ab、抗 HBc-Ab 阳性，肝功能：ALT301U/L，AST16U/L，余项正常。B超：肝回声稍增粗。

西医诊断：病毒性乙型肝炎。

中医诊断：胁痛（邪毒犯肝，肝气郁滞）。

治则：疏肝理气，清热解毒祛湿。

方药：疏肝汤加减。

太子参15g，白芍12g，枳壳12g，柴胡15g，香附12g，胡黄连15g，夏枯草15g，败酱草25g，野菊花25g，谷精草15g，茵陈30g，薏苡仁30g，蔓荆子12g，甘草6g。10剂，水煎服，每日1剂。嘱咐忌食辛辣刺激之品及饮酒，

荣远明

并保持心情愉快。

二诊：自觉口干口苦，眼睛干辣不适，时有咳痰，色灰，伴头痛，夜寐尚可，小便黄，纳食尚可，夜寐梦多，舌淡黯，苔薄白，脉细。

处方：太子参15g，制半夏12g(打碎)，海螵蛸15g(打碎)，苦参30g，黄芩15g，贯众30g，板蓝根30g，夏枯草15g，虎杖25g，败酱草25g，大枣15g，蔓荆子12g，野菊花25g，甘草6g。以此方辨证治疗，连服3个月。

三诊：自觉眼干，口苦早晨明显，久坐感觉双下肢乏力，精神欠佳，夜寐差难入睡，舌淡红，苔薄微黄，脉细。治疗投杞菊地黄汤加减。

处方：枸杞子15g，板蓝根30g，夏枯草15g，谷精草15g，生地黄15g，淮山药15g，山茱萸12g，牡丹皮15g，野菊花25g，首乌藤25g，败酱草25g，贯众30g，茵陈30g，牛膝25g。随症调整，连服6个月。

按语：

患者为年壮的男性患者，感受邪毒后主要蕴结于肝，影响肝脏的疏泄功能，治疗以疏肝理气为首当其冲，因此一开始给予疏肝汤调理肝脏的气机，而肝胆互为表里，邪毒侵犯肝脏很容易波及胆腑，出现口苦、咽干等，至此又以疏肝理气、透邪外出为法治疗，方剂改投小柴胡汤加减，但总归患者有20多年的乙肝病史，病程较长，而且肝肾同处下焦，肝肾同源，肝脏的病变容易影响肾脏，患者有眼干辣不适、双下肢疲乏、夜寐差、舌质淡红、脉细等症，即为肝肾同病的表现，乃肝肾阴虚，因此中晚期乙肝

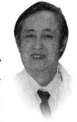

治疗以滋补肝肾、清热解毒为大法，病情稳定后，仍以此方巩固较长时间。在本例中，前后应用了3个方剂加减治疗，都是临证时根据病情的变化而进行调整，可见荣远明教授在治疗乙肝时，常常不拘于一方一法，同一个患者根据病情灵活地应用或疏肝理气，或补益肝肾，或清热解毒、清热祛湿，或透邪外达，或同时联合几种方法，或几种方法交替使用等，而一旦病情稳定后则维持原治疗方案巩固，这也是临床惯用的治疗方法。

消　渴

　　糖尿病是一组由遗传和环境因素共同作用引起的以高血糖为主要特点的代谢性疾病，典型症状为多饮、多食、多尿、形体消瘦。长期的慢性血糖升高，可以导致多种脏器的慢性损害，如心、脑、肾、眼、神经等慢性并发症的发生，在应激、感染等情况下又会出现糖尿病酮症酸中毒、高渗性昏迷等急性并发症。近年来随着社会的发展、人们生活水平的提高、生活方式的改变等，糖尿病的患病人数在迅猛地增加，糖尿病已成为危害人类健康的一个常见病，其治疗也越来越受到人们的关注。

　　中医对于本病的认识有着千年的历史，根据其临床特点，中医一直按消渴病进行辨证论治。中医学认为，本病的发生不仅与饮食甘美、肥胖有关，而且还与体质和五脏虚弱密切相关，还指出消渴可以发生很多的变证如中风、

荣远明

痈疽、肺痿痨嗽、雀盲耳聋等，治疗多从三消论治，中医学对于本病的理、法、方、药等有着较为丰富的论述，荣远明教授认为，这些观点直至今天对临床仍有指导意义。

【诊治经验】

（一）先天不足是发生消渴的根本

荣远明教授认为，在引起消渴发生的众多因素中，五脏盛衰、体质的强弱与否是是否发生糖尿病的关键，如《灵枢·五变》所云："五脏皆柔弱者，善病消瘅。"指出了消渴的发病基础为五脏柔弱。先天禀赋不足，体质虚弱是引起本病的重要内因，《素问·六节藏象论》云："肾者，主蛰，封藏之本，精之处也。"肾为先天之本，若五脏虚弱，气血不足，肾无精可藏，再加上生活调摄失宜，最终影响肾的功能发挥，可导致消渴。荣远明教授认为，肾脏在消渴的发生中占有极重要的地位，正如《仁斋直指方》所说："肾水不竭，安有所谓渴哉。"肾虚之中尤以肾阴亏虚体质者发病多见。

消渴属气血津液病证，其发病的根源在于体内的津液代谢失常。《素问·经脉别论》说："饮入于胃，游溢精气，上输于脾；脾气散精，上归于肺；通调水道，下输膀胱。水精四布，五经并行。"在津液代谢中，肺、脾（胃）、肾三脏起着重要的调节作用，肺为水之上源，肺主宣发肃降，主治节，通调水道；胃为水谷之海，脾主运化，运化水谷及水液，为胃行其津液；肾主水，主蒸腾气化，在整个津液代谢过程中，肾中精气的蒸腾气化起着主宰的作用，正如《黄帝内经》所说"肾者水脏，主津液""肾者胃之关

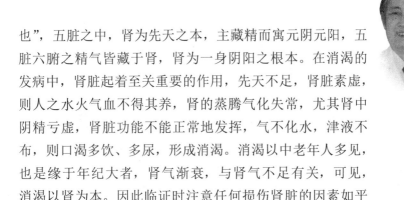

也"，五脏之中，肾为先天之本，主藏精而寓元阴元阳，五脏六腑之精气皆藏于肾，肾为一身阴阳之根本。在消渴的发病中，肾脏起着至关重要的作用，先天不足，肾脏素虚，则人之水火气血不得其养，肾的蒸腾气化失常，尤其肾中阴精亏虚，肾脏功能不能正常地发挥，气不化水，津液不布，则口渴多饮、多尿，形成消渴。消渴以中老年人多见，也是缘于年纪大者，肾气渐衰，与肾气不足有关，可见，消渴以肾为本。因此临证时注意任何损伤肾脏的因素如平素生活起居不节，疲劳过度或应用伤肾的药物等，都容易损耗肾精，肾虚精竭，而加重病情。

（二）饮食不节是消渴发生的重要诱因

《素问·奇病论》指出："此肥美之所发也，此人必数食甘美而多肥也，肥者令人内热，甘者令人中满，故其气上溢，转为消渴。"《古今医统大全》说："消渴虽有数者之不同，其为病之肇端，则皆膏粱肥甘之变。"长期过食肥甘厚味、醇酒美味容易损伤脾胃，导致脾胃的运化功能失调，饮食之物停积于胃中难以消化，酿成内热，日久胃火炽盛，脾不散精，津液转输失常，则形成本病。朱丹溪在《丹溪心法》中说："酒面无节……于是炎火上熏，脏腑生热，燥炽盛津液干，焦渴饮水浆而不能自尽。"荣远明教授认为，饮食不节不仅为本病的诱因，往往还是加重病情的重要因素。

（三）精神神经因素与消渴密切相关

叶天士在《临证指南医案》中有云："心境愁郁，内火自燃，乃消症大病。"荣远明教授指出精神因素也是消渴发

荣远明

生的一个重要原因。肝主疏泄，既调畅情志，也调畅全身的气机，若情绪抑郁，肝气郁结，导致全身的气机不畅，可影响全身的津液代谢，同时肝气郁结日久又化热化火，火热炽盛，上可灼伤肺胃阴津，下可损耗肾水，最终肾失封藏，产生消渴。金代医家刘完素在《三消论》亦云："况消渴者……或耗乱精神，过违其度……而燥热郁甚之所成也。"临床上也发现一些患者得病后精神抑郁，往往会导致血糖上下波动，病情难以控制。

（四）不囿三消，治病求本

一直以来，医者多根据患者"三多"症状的偏重，按上消、中消、下消，即"三消"论治，随着诊断技术的提高，许多糖尿病患者自觉无明显的不适，仅仅是在体检时通过血糖的检查，被确诊为本病，很明显"三消"论治有一定的局限性，对此荣远明教授常常根据消渴的病机特点，结合西医的诊断，辨病与辨证相结合进行论治，而不是硬搬照套传统的"三消"辨证。

消渴多见于先天禀赋不足、肾阴亏虚体质的患者，其发病的根源在于肾，肾水枯竭，影响肾功能的正常发挥，开阖失司，固摄无权。但肾脏又不是孤立的，与其他脏腑有着密切的联系，肾阴不足，则虚火内生，阴虚火旺，又能影响肺脾（胃）的功能，上灼肺胃，加重燥热，患者饮水自救，出现口渴多饮；下则损耗肾精，固摄无权，所以尿多或混浊如脂膏；而肾精不足，水不涵木，每每又出现肝阴亏虚。可见临床上一旦有三消症状，往往是同时并见，并没有以偏重于某一消的症状为主，因此临证每每不囿三

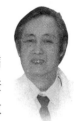

消，无论偏重于哪一消，都谨守消渴的病机要点，从发病的根源入手。脏腑定位侧重于肾，以肾脏为基础，同时兼顾其他兼证，而不是拘泥于古法，正如《医贯》所云："故治消之法，无分上中下，先治肾为急。"

具体而言，治肾又以补肾水、滋肾阴为主，滋补肾阴是最根本的治法。正所谓真水不竭，何来渴饮之患。由于阴损及阳可出现气阴两虚、阴阳两虚，还要注意辨别是肾阴亏虚、肾气虚衰，抑或是肾的阴阳两虚，治疗时相应地采取补肾阴、固肾气、阴阳调补等法。即便病情发展，临床上出现并发症或变证时，也是在治肾的基础上进行加减，如出现燥热标象佐以清热润燥生津，有瘀血者佐以活血化瘀等。总之，临床上紧紧抓住"肾虚"线索，以肾阴不足为主，治疗总以滋阴补肾为先，随症灵活加减。值得注意的是由于阴虚容易生热，肾阴亏虚往往导致相火偏旺，因此临床注意参以清泻相火之品，如知母、黄柏。常用方剂为六味地黄丸，常用药物有生地黄、山茱萸、枸杞子、沙参、麦冬，清热生津常用天花粉、玄参、地骨皮等。

（五）治疗始终不离活血化瘀

阴虚燥热是糖尿病的病机特点，但同时又是糖尿病血瘀的主要原因。瘀血与消渴密切相关，消渴以阴虚为本，阴虚生内热，热邪灼伤阴津，阴虚血脉虚涩，血液运行不畅而成血瘀，而热邪灼津又可炼液为痰，痰瘀互结，病情进一步发展，日久阴损及阳，轻可出现气阴两虚，重则阴阳两虚，气虚不行血，因虚致瘀，阳虚寒凝气滞也可导致血脉瘀阻，况且消渴为慢性病，一般病程较长，所谓"久

荣远明

病入络，久病必瘀"，因此瘀血是消渴发生发展过程中的一种必然产物，无论在疾病的早期、中期或晚期，瘀血始终存在，一直贯穿着疾病的全过程。同时它又可作为致病因素影响着消渴的发生发展，正如清代医家唐容川在《血证论·发渴》中所说："瘀血发渴者……胞中有瘀血，则气为血阻，不得上升，水津因不能随气上布。"瘀血产生后往往又可变生许多并发症，因此荣远明教授在治疗时始终勿忘施以活血化瘀之法，对于有并发症者更是活血通络散结。常用的活血化瘀药物有丹参、鸡血藤、桃仁、牛膝、红花、赤芍、炮山甲、地龙等。

（六）变证诸多，扶正为先

消渴发病的基础是先有体质的不足，五脏柔弱，病程较长者容易耗气伤阴，脏腑更加虚弱，人体的正气亏损更大，机体在正虚的情况下，抵御外邪的能力大大下降，因此消渴很容易出现其他的变证和并发症。肺燥津伤，肺失滋润，肺的卫外不强，容易感受外邪而伤风；肝肾阴虚不能濡养头目，可出现视力下降、眼睛干涩、耳聋、暴盲等症，类似糖尿病合并眼病；脾肾两虚，不能运化水液，水湿内停，外溢肌肤而成水肿，类似糖尿病肾病。消渴为慢性疾病，久病容易入络，在正虚的基础上容易产生痰、瘀、热等多种病理产物，最终使得内热、痰湿、气滞、血瘀等互相胶结，形成各种并发症，病证也变得更加错综复杂，病情往往迁延难愈。此时临床治疗特别注意扶正为先，而不是一味地进行攻邪，仍不忘消渴以肾为本，在滋补肾阴的同时，或益气，或温阳，然后根据病理产物的不同，相应采取各种方法，或活血化瘀散结，或健脾化痰祛湿，或清热解毒等。

（七）糖尿病并发症的证治

1. 糖尿病周围神经病变　　消渴合并痹病是由消渴发展而来，多见于疾病中晚期。消渴发病以肾为本，正气素弱，若肾不主水，水湿内停，极易化生痰浊，加上久病入络，形成瘀血，瘀血与痰浊交结，痹阻经络，气血运行不畅，可出现肢体乏力、麻木疼痛或活动不利等症，这就是糖尿病周围神经病变。叶天士在《临证指南医案》指出："其实痹者，闭而不通之谓也，正气为邪所阻，脏腑经络，不能畅达，皆由气血亏损，腠理疏豁……致湿痰浊血，流注凝涩而得之。"消渴合并痹病是在正气虚弱，脏腑功能失调的情况下，产生了痰浊、寒湿、瘀血等病理产物而致病，以气阴两虚或阴阳两虚为本，痰浊、寒湿、瘀血凝滞脉络为标，属本虚标实之证，一旦发生，病情缠绵，病程较长，治疗较为棘手。

消渴并发痹病的治疗重点仍着眼于肾，所谓"壮其少火，灶底加薪，枯笼蒸溽，槁禾得雨，生意维新。"以强肾补肾为主，同时参照病情现阶段的虚象，采取或益气养阴，或滋肾温阳的治法，针对标象痰浊、寒湿、瘀血等的不同，佐用散寒祛湿、化痰、活血化瘀之法。临床上常重用生地黄、山茱萸、淮山药共补肝、脾、肾阴精；以牛膝、桑寄生、杜仲等药物加强补肾强筋骨之力；气虚者加用太子参、黄芪；阳虚者加用补骨脂、淫羊藿、肉桂等；活血化瘀、搜痰、散寒祛湿，常用当归尾、没药、桃仁、红花、三棱、

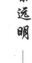

荣远明

莪术、赤芍、木瓜、制南星、白芥子以及宽筋藤、鸡血藤、络石藤等藤类药；病情严重者则应用善行走窜的虫类药如全蝎、水蛭、地龙、鳖甲、乌梢蛇、炮山甲之类。此外，针对患者具体发病的部位酌情运用引经药物，偏在上肢，可用桑枝、桂枝等，病在下肢，可用独活、牛膝、木瓜等，以提高临床治疗效果。

2. 糖尿病眼病　糖尿病眼病是糖尿病常见的并发症之一，多发生在疾病的中晚期。糖尿病的发生以肾为本，而肝肾同处下焦，肝肾同源，消渴日久，伤阴耗血，元气不足，水不涵木，可出现肝肾亏虚，同时久病入络，瘀血阻滞目络，容易出现耳目失养。肾开窍于耳，肝开窍于目，肝肾阴血亏虚，元气不足，不能上养头目，可出现视力下降、眼睛干涩、雀盲、白内障等，这相当于糖尿病眼病。可见糖尿病眼病的发生与肝肾有关，治疗仍从治肾入手，以滋补肝肾为主，佐以活血化瘀，临床常常选用杞菊地黄丸加减，并酌加谷精草、丹参、石菖蒲、青葙子等活血化瘀、祛风明目聪耳。

【验案举例】

验案1：朱某，女，68岁，2004年5月27日初诊。

1994年5月因多饮、多尿明显，在多家医院检查血糖明显升高，明确诊断为2型糖尿病，平时一直服用格列喹酮片（糖适平）、二甲双胍等降糖药物治疗，血糖时好时坏。近来因中秋节饮食未控制，过食月饼，现检查血糖：空腹血糖8.7mmol/L，餐后2小时血糖11mmol/L，为求中医治疗来诊。口干不多饮，夜寐梦多，腰酸胀，腿软，尿多，上腹胀痛不适，时有呃逆，泛酸，舌淡暗，苔薄黄，脉细稍弦。

西医诊断：2 型糖尿病。

中医诊断：消渴（肾阴亏虚）。

治则：滋阴补肾，生津止渴。

方药：六味地黄汤加减。

生地黄 25g，淮山药 25g，女贞子 15g，制半夏 12g（打碎），海螵蛸 15g（打碎），延胡索 15g，天花粉 30g，首乌藤 25g，牛膝 25g，茯神 20g，沙参 15g。7 剂，水煎服，每日 1 剂。

二诊：胃脘不适好转，仍觉腰酸胀，全身乏力，口干欲饮，尿多，舌淡暗，苔薄黄，脉细。治拟守上方加麦冬、川杜仲、太子参，进 7 剂。

三诊：胃脘不适已无，夜寐转佳，口干稍减，夜尿 2～3 次，身痒，自测血糖 7 mmol/L。治拟滋阴补肾，清热止痒，守上方去首乌藤、川杜仲、半夏，加地骨皮、地肤子、牡丹皮，继续进 7 剂。

四诊：胃脘已无痛楚，口干明显好转，体力稍增，身痒减，自测血糖 6.5 mmol/L。上方去海螵蛸、延胡索，再进 10 剂。

按语：

本例患者为年近七旬的女性，肝肾阴虚，气不化水，病位在肾，故出现口干不多饮，腰酸胀，尿多。近来饮食不节损伤脾胃，脾胃运化失常，不仅上腹胀痛不适，呃逆，泛酸，脾不散精又导致血糖上升，因此治疗首先滋阴补肾，

荣远明

生津止渴,投六味地黄汤加减,将熟地黄改生地黄,加强养阴生津之功,合用蛸贝散以和胃制酸止痛。本病的发生与体质虚弱密切相关,患者病程长达10年,久病必耗气伤津,正气更加不足,所以患者有乏力、口干不减等表现,肾府不济则有尿多,腰酸胀,因此在原补肾的基础上加重益气养阴,壮腰健肾。患者出现身痒乃阴虚有热,治疗中去性温之川杜仲、半夏,加凉血清热、止痒药物,患者症状随即明显好转,血糖下降,这也提示了对于消渴患者应用性温燥湿药物不宜较长,否则容易伤阴。

验案2:李某,女,43岁,2003年9月26日初诊。

3年前因干部体检在外院查血糖较高,经复查已经确诊为糖尿病,自觉无任何不适,平时服用口服降糖药治疗,现用瑞格列奈1mg,每天3次,二甲双胍0.5g,每天3次,血糖一直控制不佳。最近于2003年9月8日到医院化验检查,空腹血糖7.3mmol/L,餐后2小时血糖12mmol/L。尿常规:隐血(±),蛋白(±),白细胞(±),胆红素(+)。糖化血红蛋白7.5%,总胆固醇5.9mmol/L,甘油三酯4.7mmol/L,高密度脂蛋白1.75mmol/L,低密度脂蛋白3.75mmol/L,余项正常。B超:脂肪肝。患者口稍苦,无口干多饮,纳食较佳,自觉夜尿多,每天3~4次,时有血尿,无尿频、尿急、尿痛,无腰胀,夜寐梦多,舌质淡稍黯,苔薄白,脉细弦。既往于2001年9月因肾结石曾在广西医科大学第一附属医院行手术治疗。

西医诊断:2型糖尿病;血脂异常。

中医诊断:消渴(肾阴亏虚,阴虚火旺)。

治则：滋阴降火。

方药：知柏地黄汤加减。

生地黄 30g，淮山药 30g，山茱萸 12g，麦冬 30g，天花粉 30g，牡丹皮 15g，黄柏 15g，知母 15g，牛膝 25g，墨旱莲 25g，仙鹤草 25g，葛根 25g，益智仁 25g，地骨皮 15g。10 剂，水煎服，每日 1 剂，并嘱咐注意饮食控制和适当运动锻炼。

二诊：患者血尿明显减少，夜尿 3 次，夜寐梦多，仍感口苦，舌稍黯红，苔薄白，脉细弦。治疗继守上方加茵陈 25g，茯神 15g。10 剂，水煎服，每日 1 剂。

三诊：自觉精神较佳，夜尿 1～2 次，睡眠转好，无口苦，纳食如常，舌脉同前。复查空腹血糖 6.5mmol/L，餐后 2 小时血糖 10.9mmol/L。治疗守上法，加丹参 25g，香附 12g，去黄柏、茵陈。10 剂，水煎服，每日 1 剂。

四诊：夜尿 1～2 次，无血尿，无口苦，夜寐转佳，舌淡苔薄白，脉细，检查空腹血糖 6mmol/L，餐后 2 小时血糖 9.5mmol/L。治疗守上方去知母，连服 10 天。嘱咐继续饮食控制和适当运动锻炼。

按语：

患者虽无典型"三多一少"的症状，但化验血糖西医已经确诊为糖尿病。对此采取辨病与辨证相结合，消渴的发生总以正虚为本，病位在肾，患者为年过四旬的女性患者，根据夜尿多，有血尿，夜寐梦多，脉细弦等脉症，辨证属肾阴不足。肾阴亏虚容易虚火内生，阴虚火旺，一则虚火上扰，夜寐不宁，二则虚火灼伤脉络，可出现血尿。

荣远明

治疗上不忘以治肾为重点，给予滋阴降火为法，方投知柏地黄汤加减，并佐用凉血止血，本例患者口苦明显，血脂较高，均与湿热困阻脾胃、脾不散精有关，在此基础上加用清热利湿之茵陈等药物，湿热一去，脾胃运化正常，患者症状明显好转。鉴于患者糖尿病病史3年，日久容易入络，形成血瘀，因此治疗不忘加用香附、丹参等药，经过调理气机及活血化瘀，血糖逐渐下降，病情稳定。

验案3：肖某，男，56岁，2003年7月27日初诊。

2000年在外院确诊为2型糖尿病，平时服用阿卡波糖等降糖药，血糖控制不理想，自测血糖空腹多为8mmol/L，餐后2小时血糖多在13mmol/L左右。近来自觉全身乏力，劳累后加重，时有右上腹隐痛，口干欲饮，皮肤瘙痒，手脚麻木如针刺，无发热恶寒及恶心呕吐。最近于2003年6月24日到医院化验检查，空腹血糖8.22mmol/L，餐后2小时血糖未做，总胆固醇5.9 mmol/L，甘油三酯2.45 mmol/L，高密度脂蛋白0.86mmol/L，低密度脂蛋白3.75mmol/L，肝功能ALT46U/L，γ-GT106U/L，AFP350ng/ml，余项正常。B超：肝右叶占位性病变性质待查。欲求中医治疗而来诊，患者四肢麻木如针刺样，面色晦暗，颈前及胸前散在蜘蛛痣，双手掌赤痕，舌红稍黯，苔薄微黄，脉细弦软。既往有2～3年的乙肝"小三阳"病史。

西医诊断：2型糖尿病、糖尿病周围神经病变；病毒性乙肝；肝占位性病变性质待查。

中医诊断：消渴并痹病（肾阴亏虚，邪毒痰瘀互结）。

治则：疏肝理气，活血化瘀，散结解毒，滋阴补肾，生津止渴。

方药：疏肝汤、桃红四物汤合一贯煎加减。

柴胡 15g，赤芍 12g，枳壳 12g，香附 12g，桃仁 12g，红花 15g，川芎 12g，天花粉 30g，生地黄 25g，麦冬 30g，丹参 25g，三棱 15g，莪术 15g，炮山甲 15g，鳖甲 25g，白花蛇舌草 30g，生牡蛎 30g，甘草 6g，贯众 30g，半枝莲 30g。水煎服，每日 1 剂，以此方随症加减治疗两个月。嘱调畅情志、饮食控制。

二诊：体力增加，现觉口淡，腰酸胀，仍时有右上腹隐痛，身痒减轻，近来中秋节过食月饼，血糖较前升高，检查空腹血糖 7.5mmol/L，餐后 2 小时血糖 11mmol/L，舌淡稍黯，苔薄黄，脉稍细弦。

处方：生地黄 25g，淮山药 25g，山茱萸 12g，川杜仲 15g，牛膝 15g，半枝莲 30g，天花粉 30g，地骨皮 15g，丹参 30g，莪术 20g，三棱 15g，夏枯草 15g，败酱草 25g，垂盆草 30g，柴胡 15g，白芍 12g，千斤拔 30g，炮山甲 15g，鳖甲 25g，白花蛇舌草 30g。治拟守上方随症加减治疗 1 个月。嘱咐饮食调摄。

三诊：自觉口干多饮，尿多，皮肤瘙痒，右上腹疼痛明显减轻，已无头晕、肢体麻木现象，大便稍稀烂，自测空腹血糖 7.3mmol/L，餐后 2 小时血糖 9.2mmol/L，舌淡，苔稍黄厚，脉缓。

处方：生地黄 25g，淮山药 25g，山茱萸 12g，牡丹皮 15g，地肤子 15g，半枝莲 30g，地骨皮 15g，葛根 25g，薏苡仁 30g，天花粉 30g，麦冬 30g，丹参 30g，莪术 20g，三

荣远明

147

棱 15g，炮山甲 15g，鳖甲 25g，白花蛇舌草 30g，太子参 15g，柴胡 15g，赤芍 12g，枳壳 12g，益智仁 25g。10 剂，水煎服，每日 1 剂。

四诊：口干、皮肤瘙痒减轻，无肢体麻木，体力增加，复查空腹血糖 6.7 mmol/L，餐后 2 小时血糖 8.8mmol/L，肝功能正常。守上方随症加减，再进 10 剂。

按语：

消渴的发病与禀赋不足、体质虚弱有关，根源在于肾，消渴病有 3 年，同时患者有 2～3 年的乙肝史，乃知患者素有正气不足，邪毒侵犯，日久更加损耗正气。目前肝肾同病，肾阴亏虚，津不上承，气不化水，故有口渴明显，血糖升高；劳则耗气，所以患者全身乏力，遇劳加重；同时邪毒、痰瘀、湿热互相胶结，可形成癥瘕，留滞于肝脏，B 超检查有占位性病变；脉络闭阻，则有肢体麻木、针刺样疼痛。患者病情复杂，标象明显，当祛邪扶正，治疗以疏肝理气、活血化瘀通络、解毒散结及滋补肝肾之阴为主，方投疏肝汤、桃红四物汤合一贯煎加减。随症治疗两个月，病情有所好转，然患者贪于饮食，损伤脾胃，运化失常，病情有所反复。肾中阴精不足，腰府失于濡养，故有腰背腿痛；肾不化水，津液蓄积体内，血糖升高。这些又以肾阴不足为主，消渴为急，治疗重点转向治肾，给予滋阴补肾，生津止渴，佐以化瘀散结通络，清热解毒，方投六味地黄汤加减，同时不忘合并有乙肝疾病，治疗仍联合疏肝理气、清热解毒祛湿等法。患者病证虽复杂，但辨证正确，坚持治疗 1 月余，肢体麻木针刺感等症状消失，其余症状有所好转，血糖逐渐下降。

验案 4：肖某，男，56 岁，2005 年 10 月 24 日初诊。

1999 年在外院确诊为 2 型糖尿病，平时服用格列喹酮片（糖适平）、消渴丸等降糖药，血糖控制不理想，近来自测空腹血糖 7mmol/L，餐后 2 小时血糖 11mmol/L，自觉口渴明显，久站后双小腿酸胀沉重，全身乏力，夜寐梦多，视物模糊，二便如常，舌红稍黯，苔薄白，脉缓。曾到眼科检查确诊为糖尿病视网膜病变，现服用复方血栓通胶囊等药。

西医诊断：2 型糖尿病；糖尿病视网膜病变。

中医诊断：消渴并雀目（肾阴亏虚）。

治则：滋阴补肾，生津止渴，佐以清热解毒祛湿。

方药：杞菊地黄汤加减。

生地黄 25g，淮山药 25g，山茱萸 12g，川杜仲 15g，川断 15g，牛膝 25g，知母 15g，天花粉 30g，茯神 15g，麦冬 30g，丹参 25g。10 剂，水煎服，每日 1 剂。嘱咐饮食控制及运动锻炼。

二诊：体力明显增加，口干减轻，仍夜寐欠佳，舌脉同前。治拟守上方，随症加减治疗两个月。

三诊：近来应酬较多，饮食未控制，自测血糖较高，餐前在 9～10.7mmol/L，餐后 2 小时血糖未作，又觉口干多饮，久坐后有髋膝关节疼痛，全身乏力，夜晚耳鸣，视物模糊，眼部不适，消瘦明显。现服消渴丸 8 粒，每天 3 次，阿卡波糖 75mg，每天 3 次。舌面干少津，舌质暗红，苔薄黄，脉缓弦，迟脉沉。

处方：枸杞子 15g，菊花 25g，石菖蒲 12g，谷精草

荣远明

15g，生地黄25g，淮山药25g，山茱萸12g，川杜仲20g，葛根25g，牛膝25g，天花粉30g，麦冬30g，威灵仙15g，太子参15g，丹参25g。治拟守上方，随症加减治疗1个月。嘱咐饮食调摄。

四诊：口干明显好转，耳鸣减轻，视物较前清晰，体力稍增，复查血糖6.5mmol/L，餐后2小时血糖8.5mmol/L。守上方再进10剂。

按语：

消渴的发病与禀赋不足、体质虚弱有关，根源在于肾，正气素弱，消渴日久，更加损耗元气，肾水不足，水不涵木，最终肝肾阴血不足，加上目络瘀阻，肝开窍于目，肾开窍于耳，肝肾阴血不能上承，清窍、腰府、肌肤失于濡养，则有耳鸣视蒙，腰背腿痛及明显消瘦，肾不主水，津液蓄积体内，血糖升高。目前肝肾同病，治疗以滋补肝肾阴精为主，佐以活血化瘀，方剂选杞菊地黄汤加减，酌加谷精草、石菖蒲、丹参等活血化瘀、祛风明目。对于糖尿病的治疗，还要注意饮食治疗，管好一张嘴，强调控制饮食对病情的向愈至关重要，否则容易损伤脾胃。脾运失司，往往导致病情加重和反复。

泄　泻

泄泻一年四季均可发生，是临床上较为常见的内科疾病，主要是指大便粪质稀溏，可表现为大便清稀，或如水

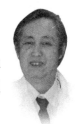

样，或完谷不化，除了大便性状改变外，患者排便的频率可增加，每日大便次数可增多，每日三五次甚至十数次以上，还常伴有腹胀、腹痛、纳差等消化道的症状。

泄泻可突然起病，也可缓慢发病，古人一般把病势较缓，大便稀薄，漏泄量少者称之为泄，症情急重，大便直下，倾泻量多者称之为泻，正如《赤水玄珠》云："粪出少而势缓者为泄，若漏泄之谓也。粪出大而势直不阻者为泻，倾泻之谓也。"临床上常常将两者合并在一起讨论和治疗。荣远明教授指出对于泄泻主要是大便质地要有改变，如果大便不稀，即使每天次数较多，也不属于泄泻。

【诊治经验】

（一）强调湿邪致病

泄泻致病因素有许多，但荣远明教授认为，大多数泄泻的发生与湿邪有关，根本在于脾虚湿盛，强调湿邪在发病中的重要性。张子和在《儒门事亲》中认为泄泻均离不开湿，所谓"天之气一也。一之用为风、火、燥、湿、寒、暑。故湿之气，一之一也，相乘而为五变，其化在天为雨，在地为泥，在人为脾，甚则为泄。"湿为阴邪，性黏滞重浊，脾为阴土，脾喜燥恶润，是运化水湿的主要脏器，外湿侵犯人体，留滞体内，常常先困阻脾阳，损伤脾阳之气，导致脾脏运化无权，最终水反为湿，谷反为滞，湿浊内生，发生泄泻，这就是《素问·六元正纪大论》所说的"湿胜则濡泄"。脾虚运化失职，水谷不化，水湿内生，也可出现《素问·阴阳应象大论》所说的"清气在下，则生飧泄"。也就是说，无论是感受于外的外湿，还是因脾虚失于健运产

荣远明

生的内湿，最终都是湿邪影响脾胃的运化功能，可见湿邪在泄泻的发病中起着关键的作用，正所谓"无湿不成泄"。

泄泻的发病不外乎内因、外因两方面，外因与感受外湿，湿邪侵入，损伤脾胃，脾胃运化失常有关。内因则主要与脾虚内湿有关，脾失健运，水谷不化，湿浊内生，混杂而下，发生泄泻。由于湿性黏腻停滞，因此湿邪为病，常常缠绵难愈，病程较长。虽然泄泻与脾虚湿盛密切相关，但临床要注意的是，湿盛日久可以伤脾导致脾虚，反过来，脾虚健运无权又可生湿，可见脾虚与湿盛之间相互联系，可以互为因果，在临床上不仅要分清内湿与外湿，还要辨明脾虚与湿盛两者之间的因果关系，才能做到真正的辨证治疗，提高泄泻的治疗效果。

（二）泄泻的根本在脾胃

泄泻的致病因素有许多，感受外邪、饮食损伤、情志不调等，但无论哪种原因，最终都可导致脾失健运。脾主运化，胃主受纳腐熟，脾为胃行其津液，脾主升清，胃主通降，升降协调，阴阳相合，才能共同完成食物的传化。一旦脾胃的升降与运化失常，则食物的消化吸收及水谷精微的转输都会异常，出现清者不升，浊者不降，清浊不分，混杂而下，即形成泄泻。因此，荣远明教授认为泄泻发病的关键在于脾胃的功能障碍，脾运失司，正如《景岳全书》所云："泄泻之本，无不由于脾胃。"

泄泻主要表现为大便的质地清稀，而大便的生成在大小肠，小肠的功能失常可发生泄泻。脾以升为健，胃以降为和，脾胃升清降浊功能不仅表现在对食物的初步传化，

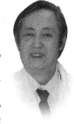

还表现在饮食物到达大小肠后的进一步传化。《黄帝内经》说："饮入于胃，游溢精气，上输于脾；脾气散精……""小肠者，受盛之官，化物出焉。""大肠者，传道之官，变化出焉。"说明饮食之物经胃的腐熟、脾的运化转输后，必须下行，由小肠接纳初步消化的食物，然后还要进一步化生精微，同时把消化后的食物残渣下传到大肠，在大肠化生为粪便，排出体外。饮食之物经"脾气化而上升，小肠化而下降"，因此大小肠的功能其实是脾胃升清降浊功能的具体表现，是其功能的延伸，若脾胃的升清降浊功能失常，食物在大小肠的消化、传送以及粪便的化生方面均会异常，若出现大便质地清稀的改变，即成泄泻。

（三）泄泻与肝肾密切相关

虽然多数泄泻的发生与脾虚湿盛有关，但临床上尚有一种泄泻，其发病起因于情志抑郁不畅，与情志有关。早在《素问·举痛论》就指出："怒则气逆，甚则呕血及飧泄。"说明情志不调可以产生泄泻。荣远明教授认为，泄泻的病位主要在脾胃，与脾胃的功能失常有关，但肝和脾关系也很密切，如唐容川在《血证论》中说："木之性主于疏泄，食气入胃，全赖肝木之气以疏泄之，而水谷乃化；设肝之清阳不升，则不能疏泄水谷，渗泄中满之证，在所不免。"肝主疏泄，调畅全身的气机，调节着脾运，也就是说，脾胃的升清降浊有赖于肝的气机调畅及疏泄功能正常。肝脏调畅情志，长期忧郁恼怒，精神紧张，极易损伤肝脏的疏泄功能，肝失疏泄，肝郁乘脾土，影响脾的运化功能，可出现肝脾不调的泄泻。

荣远明

《景岳全书》也说："凡遇怒气便作泄泻者……此肝脾二脏之病也，盖以肝木克土，脾气受伤而然。"这种泄泻的发病机制主要是由于情志不舒，肝气郁结，气失条达，肝气横逆，乘脾犯胃，脾胃受制，运化失常。泄泻每次发作也多与情绪紧张有关，乃因郁而泄，对此荣远明教授冠之为"郁泄"。

脾为后天之本，肾为先天之本，肾主命门之火，为一身阳气之本，脾阳根于肾阳，脾的健运需要借助于肾的温煦，肾阳能暖脾助运，而肾中精气也有赖于后天水谷精微的培育和不断充养，因此，生理上脾与肾是互相资助，相互促进的，同样病理上也常常互为因果，相互影响，泄泻病位虽在脾胃，但与肾脏密切相关。若先天禀赋不足，素体较差，温煦资助不足，可导致脾胃虚弱，或年老体弱，命门火衰，不能暖脾助运，以及病程日久损伤脾胃，最终均为脾胃功能失调，纳化无权，水谷精微不化，形成泄泻。因此体质虚弱往往是发生泄泻的根本，这种泄泻其实最终也是脾虚所致，常常在黎明前发生，又被称为五更泄，平时每遇劳累或饮食不慎即发，病情反反复复，病程一般较长。若泄泻日久伤阴也可导致肾阴亏虚。

（四）急性者以湿盛为主，慢性者多偏于脾虚

大多数泄泻发病较急，无论是感受外湿还是饮食损伤，泄泻的根本在于湿盛困阻脾阳，使脾运失职，升降失调，清浊不分而发生，因此治疗侧重点在于化湿以恢复脾脏的运化功能，以醒脾为主。

脾为后天之本，水谷精微的化生及全身的营养都离不

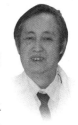

开脾脏的功能，泄泻发生的根本在于脾胃的功能失常。因此，对于反复发作，病程较长者，往往最容易损伤脾胃，更加损害原已较弱的脾脏功能，此时脾虚内湿更盛，加上湿性黏滞，留滞于体内，往往会使患者遇劳而作，或饮食稍有不慎即发，从而导致恶性循环，病情缠绵反复，治疗重点以健脾益气、扶脾为主。

（五）治疗的关键是化湿健脾

泄泻的发生主要为脾虚湿盛，或湿困脾土，脾胃受损，肠道功能失常，或脾胃虚弱，运化无权，升降失司，清浊不分，无论哪种情况，都是脾胃功能失常所致，因此治疗重点在于化湿健脾。根据泄泻病因的不同，治疗方法也不同，如外湿致病，根据寒热的不同而采取或燥湿健脾，或清热利湿。若素体脾胃虚弱者，则以健脾益气为主。病程较长者，要注意健脾，扶助正气。此外久病者必瘀，治疗上还要酌情给予活血化瘀，这些均是泄泻临床治疗的常法。常用药物有陈皮、苍术、厚朴、茯苓、半夏、葛根、黄芩、黄连、黄柏、薏苡仁、白术、肉豆蔻、芍药等。

（六）勿忘审因求源，治本除根

在临床上不可单凭印象，一概认为泄泻以脾虚湿盛为主，而泛泛施以健脾祛湿之治，治疗最主要的是要溯本求源，治病求本。殊不知在某些情况下，脾虚湿盛不是因，而是果。因此治疗要分清脾虚与湿盛之间的前因后果关系，如果治果不治因，就会出现暂时取效、最终无效的情况。正如《格致余论》所说："病之有本，犹草之有根也。去叶不去根，草犹在也。"因此，荣远明教授特别强调要辨证求

荣远明

因。审因论治是治本除根之法，正如朱丹溪所说："澄其源而流自清。"唯有如此，治疗泄泻才能够既"斩草"又"除根"，这也是荣远明教授治疗泄泻的精髓所在，否则治疗犹如去草不去根，虽治得一时，但根还会生也。

对于病程短、发病急的急性泄泻，主要是针对病因治疗，由于泄泻来势急迫，治疗可采取分流水湿，即"利小便、实大便"的方法。如治疗湿热泄泻，常常应用车前子、滑石等，从前阴分利水湿，但要注意此法不可久用，否则容易损伤正气。对于病程较长，反复发作的泄泻，虽经病因治疗泄泻好转，但病久脾气已伤，久泻多虚，此时脾胃虚弱为主要病机。荣远明教授认为，在这一阶段仍要特别注意健脾善后，方剂可选用参苓白术散加减。对于泄泻的治疗，若湿邪未尽，不可轻易使用补涩药物，防止变生他证。

（七）常见证型的治疗经验

1. 寒湿困脾证　本证型的成因可以是感受外湿由表入里，也可以是饮食生冷直接伤中，但无论哪种原因，最终都是寒湿困阻脾胃，脾阳不运，胃失和降，脾胃功能失司，从而导致泄泻。其既有泄泻的表现，又有感受寒湿的外感表证或伤中的表现。大便泻下清稀，甚则如水样，大便次数增多，腹痛肠鸣，纳食减少，恶心欲吐，身重酸痛，或伴有恶寒发热、头痛等外感表证，舌苔白或白腻，脉濡缓。针对寒湿内盛，困阻脾阳导致的脾不运化，治疗当运脾除湿，温化困阻中焦的寒湿，振奋已困的脾阳。临床常用方剂为平胃散化裁，并常用苍术、厚朴、葛根、陈皮等醒脾

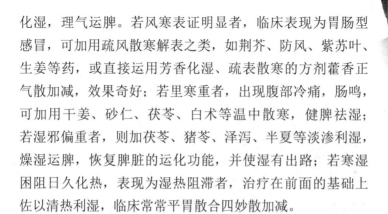

化湿，理气运脾。若风寒表证明显者，临床表现为胃肠型感冒，可加用疏风散寒解表之类，如荆芥、防风、紫苏叶、生姜等药，或直接运用芳香化湿、疏表散寒的方剂藿香正气散加减，效果奇好；若里寒重者，出现腹部冷痛，肠鸣，可加用干姜、砂仁、茯苓、白术等温中散寒，健脾祛湿；若湿邪偏重者，则加茯苓、猪苓、泽泻、半夏等淡渗利湿，燥湿运脾，恢复脾脏的运化功能，并使湿有出路；若寒湿困阻日久化热，表现为湿热阻滞者，治疗在前面的基础上佐以清热利湿，临床常常平胃散合四妙散加减。

2. 饮食伤脾证　本证型是临床常见的一种证型，与饮食损伤直接相关，多见于饮食不洁或饮食不节制如过饱或过杂，均可损伤脾胃功能，最终仍然是脾胃运化失常，导致内湿停于中焦，肠胃传化失常。泄泻的特点为大便常常臭如败卵，或伴有嗳腐吞酸，腹胀，腹痛肠鸣，泻后痛减，舌苔垢浊或厚腻，脉滑。对于食滞肠胃明显者，荣远明教授常常给予保和丸加减消食导滞，若饮食损伤出现泄泻但食滞不明显者，治疗则仍以运脾化湿为主，方投平胃散加减，酌情加入消食药物。

3. 脾胃虚弱证　临床多见于素体脾胃虚弱或病程较久者，或由其他类型泄泻迁延不愈发展而来，乃脾虚运化无权，水谷不化，内生水湿，脾胃升降失调，清浊不分，水湿渗漏，下传肠道所致。本类型的泄泻是在脾虚的基础上出现水谷不化及湿盛，常常虚实夹杂，此时脾虚是因，湿盛是果。《圣济总录》说："故冲气不能化而食物完出，夕食谓之飧，以食之难化者，尤在于夕，则谓之飧泄。"指的就

荣远明

是大便泻下，完谷不化，与脾胃虚弱，纳谷不化，脾胃功能失调有关。泄泻的特点为大便时溏时泻，大便次数增多，泄泻每遇劳累或饮食不慎即反复发作，病情迁延难愈，常伴有脾胃虚弱的表现，纳差，脘腹胀闷，神疲乏力，面色萎黄，舌淡苔白，脉细弱。

本证型临床多表现为本虚标实之证，也就是说患者不仅有脾胃虚弱本虚的一面，同时还有湿盛标象，治疗重在益气健脾扶正，同时不忘燥湿运脾，常常应用参苓白术散合平胃散化裁，常用药物有党参、茯苓、白术、厚朴、苍术、薏苡仁等。若泄泻好转，再治以健脾益气止泻，方投参苓白术散加减；若泄泻久泻不止，以致中气下陷者，则应升阳举陷，健脾止泻，可改用补中益气汤化裁；对于反复发作，迁延不愈者，平时可以长期服用中成药补脾益肠丸调理。

4. 郁泄　有些泄泻常常因郁而泄，是因情志因素所致的泄泻，本型多为反复发作，病程较长，已有脾胃虚弱，加上土虚，木来乘土，所以一遇到精神紧张就发作。荣远明教授认为，随着人们生活、工作压力的增大，郁泄在临床并不少见，而且一旦发病后也不容易好转。其发病的根源在于情志不舒，肝气郁结，肝失疏泄，横逆乘脾，脾胃运化失常。临床表现主要有腹胀痛，痛则欲泄，肠鸣矢气，面色萎黄，纳差，倦怠乏力，舌体胖淡，边有齿印，苔白而腻，脉弦细。泄泻的特点为每遇精神紧张则发，病情反复经久，除了泄泻外，尚有脾胃虚弱的表现。若久泄不愈，脾虚及肾，肾阳虚弱，还可出现腰酸膝软，小便短少。

针对肝脾之间的失调，治疗重点在于抑肝益脾，方剂采用痛泻要方合气郁汤为主治疗，并常常加用郁金以加强疏肝解郁之功，加茯苓以加强健脾祛湿之力，若脾虚及肾，又可加补骨脂以温补肾阳。总之，通过以上方法，使肝气条达，脾气健运，肾阳得复。由于病程较长，脾气已伤，注意后期投以参苓白术散加减以健脾善后。另外，本类型泄泻多乃精神因素致病，也就是说，肝郁为因，泄泻为果，除了药物治疗外，荣远明教授还强调对患者要注意辅以思想开导，使其消除忧郁。药物与思想开导两相配合，正中病机，如此常能获桴鼓之效。

　　以上为常见的泄泻类型，当然在临床上还有一种类型，多发生在黎明前，此时阳气未复，阴寒较盛，主要为肾阳不足，命门火衰，不能暖脾助运，或脾肾阳虚、脾肾同病而导致，因此临床上不仅有泄泻，还有肾阳虚的表现。泄泻特点为黎明前五更时出现泄泻发作，大便完谷不化，肠鸣腹痛，泻后痛减，并有形寒肢冷、腰膝酸软、舌淡、脉沉细等肾阳虚衰的表现，即五更泄，这类泄泻会反复发作，一般病程较长。治疗应着眼于阳气不足，给予温肾健脾，强壮先后天之本，同时固涩止泻，常用方剂为四神丸加味。此方健脾益气的力度不够，因此在此基础上常加白术、党参、茯苓；若腹部冷痛者可加用干姜、党参、桂枝等温阳健脾，调理中焦；对于年纪较大，久泻不止者，适当加用黄芪、白术、升麻等补气升阳，或改投补中益气汤。

　　总之，荣远明教授治疗泄泻强调溯本求源，寻找疾病的根本原因。泄泻的病因很多，或外感六淫，或饮食损伤，

荣远明

或素体脾胃虚弱、肾阳虚衰，或情志不调；有外感也有内伤，但无论哪种，都与湿邪致泄密不可分，基本病机离不开脾虚湿盛，因此临证时祛湿最为关键。此外还要注意辨别病因，分清脾虚与湿盛及其他相关病因的因果关系，辨明湿盛是因是果、具体的病因病机是什么，熟识各种类型泄泻的症状特点，这样才能准确辨证，治疗才有针对性，或运脾化湿、或健脾化湿、或疏肝解郁等。这不仅是治疗泄泻的要领，也是中医治病的精髓。

【验案举例】

验案1：卢某，男，31岁，2003年6月2日初诊。

4天前开始出现解稀烂便，每日大便2～3次，甚则如水样，无黏液脓血，无发热恶寒，伴有脘腹胀满不适，时有恶心欲吐，全身困乏，为求中医治疗而来诊。患者精神倦怠，脐腹周围阵阵作痛，舌质暗红，苔薄微黄，脉弦滑。1年前有类似病史，既往有前列腺炎病史。

西医诊断：急性胃肠炎。

中医诊断：泄泻（寒湿困脾）。

治则：燥湿运脾，行气和胃，佐以清热利湿。

方药：平胃散加减。

苍术15g，黄柏15g，川厚朴15g，陈皮6g，法半夏12g（打碎），砂仁5g（打碎），薏苡仁30g，茯苓20g，延胡索15g，香附12g，牛膝15g，甘草6g。15剂，水煎服，每日1剂。嘱咐饮食清淡，忌食肥甘厚味、煎炸刺激之品及饮酒。

二诊：脘腹胀满不适消失，自觉嘴唇热辣不适，头晕，

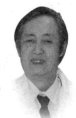

时鼻塞，体力较差，体重增加，伴恶心欲吐，大便成形，每天 2～3 次，已无稀烂，舌质红，苔微黄，脉细缓稍弦。治疗继守上方加白蒺藜、苍耳子，连服 1 个月。

三诊：服药后症状明显消失，无头晕、鼻塞，大便成条，每天 1 次，体力增加，无困乏感，遂停止用药半年。近月来每遇天气变阴或下雨时则大便次数又明显增多，每天 3～4 次，质地稍烂，伴心烦，夜寐差，时有齿衄，全身乏力，时有上腹不适，舌暗红，苔白，脉沉细。治疗继续给予燥湿运脾、清热利湿，投四妙散合平胃散加减。

处方：苍术 15g，黄柏 15g，川厚朴 15g，陈皮 6g，知母 15g，白蒺藜 15g，薏苡仁 30g，青皮 10g，延胡索 15g，香附 12g，茯神 15g，白茅根 30g，茜根 20g，甘草 6g。此方连服 1 个月。

四诊：心烦、齿衄消失，夜寐转佳，无上腹不适，大便成形，次数减少，每天 1～2 次，精神较佳，舌质淡苔，微黄，脉细。治疗守上方去知母、茜根，并随症调整，巩固治疗 3 个月。

按语：

患者为年轻男性，每遇天气转阴或下雨时，湿邪偏盛，极易侵犯人体，阻滞中焦，困阻脾胃，故有脘腹疼痛；脾阳不运则大便溏烂，甚则清稀如水样；胃浊上泛，胃失和降则有恶心欲吐；湿留肌肉，故有身重酸疼。基于既往有前列腺炎病史，乃知患者体内伏有湿热之邪，内外湿相合，加上湿性黏腻停滞，可导致病情反反复复。所以，患者病情虽然一度好转，症状消失，但终归湿热之邪仍留滞体内，

荣远明

半年后遇外湿偏盛，尚未彻底的病情即被诱发，大便又如以前般稀烂，且病情发展，出现热邪灼伤阴津脉络的表现，如心烦、齿衄等，治疗则在燥湿运脾的基础上还要运用清热除烦、凉血止血的药物，如茜根、白茅根、知母等。因此，针对湿邪为患，治疗一定要彻底，而且注意邪郁日久容易化热，治疗要注意清热利湿，待病情好转后仍要守法治疗，巩固一段时间，如此才能提高疗效。

验案2：关某，女，35岁，2003年10月8日初诊。

半月前开始出现解稀烂便，臭秽，有黏滞不爽感，每遇进食过饱或难消化食物则明显，并伴有脐周疼痛，肠鸣、腰酸胀，严重时疼痛可放射到后背，早晨起床自觉口干口苦，舌淡红，苔薄白，脉略滑。既往有乙肝"小三阳"病史。

西医诊断：急性胃肠炎。

中医诊断：泄泻（饮食停滞，湿困脾胃）。

治则：运脾化湿，佐以清热利湿。

方药：平胃散加减。

苍术15g，川厚朴15g，陈皮6g，川杜仲15g，五灵脂12g，薏苡仁30g，茯苓15g，延胡索15g，香附12g，贯众30g，夏枯草15g，甘草6g。15剂，水煎服，每日1剂。嘱咐饮食清淡，忌食肥甘厚味、煎炸刺激之品及饮酒。

二诊：脐腹疼痛不适消失，大便稍烂，仍臭秽，有黏滞不净感，纳谷不香。治疗继守上方，加神曲，连服半个月。

三诊：服药后症状明显消失，无腹痛，大便如常，食

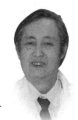

欲增加，精神好转，舌脉同前。治疗守上方，再进10剂。

按语：

本例为年轻女性，现每遇饮食过饱或难消化食物即有泄泻，乃饮食不节损伤脾胃，脾胃运化功能失常，内生水湿，湿困中焦，导致食物难化，清浊不分而成，故患者大便黏滞不爽且臭秽；湿阻脾胃，气机阻滞，不通则痛，故有脐腹疼痛；食滞于内化热，可有口干口苦。患者虽每遇饮食不慎则发，但终究是脾胃功能受损，纳化失常，产生内湿，治疗仍以化湿、恢复脾运为主，方剂投平胃散加减，酌情加用神曲等消食药物及理气止痛药物香附、延胡索等。本例患者既往有乙肝"小三阳"病史，治疗时加用清热解毒的贯众、夏枯草祛邪毒。经此治疗，患者症状明显好转。

验案3：许某，男，33岁，2003年9月17日初诊。

半年前开始出现解稀烂便，每天2～3次，无黏液血便，无发热恶寒，伴上腹胀闷不适，平时每遇进食过饱或不慎后腹胀、烂便加重，并有肠声辘辘，纳食尚可，容易疲乏，动则汗出，舌尖红，有瘀点，苔黄，脉细稍弦。

西医诊断：慢性腹泻。

中医诊断：泄泻（脾胃虚弱，湿困脾胃）。

治则：益气健脾，燥湿运脾。

方药：平胃散合参苓白术散加减。

苍术15g，川厚朴15g，陈皮6g，党参15g，白术12g，薏苡仁30g，茯苓15g，延胡索15g，香附12g，白扁豆15g，海螵蛸15g（打碎），甘草6g。7剂，水煎服，每日1剂。嘱饮食清淡，忌食肥甘厚味、煎炸刺激之品及饮酒。

荣远明

二诊：上腹胀痛不适好转，大便成形，解大便次数减少，肠鸣减轻，进食后胃脘稍有不适，舌质暗红，苔黄，脉细弦。治疗守上方，加神曲、鸡内金、莲子肉。10剂，水煎服，每日1剂。

三诊：服药后原症状明显好转，大便每天1次，成形不烂，无上腹疼痛，食欲增加，自觉体力增加，舌淡红，苔薄白，脉细。治疗继续守上方，再进10剂。

按语：

本例患者腹泻病程较长，平时每遇饮食过饱或稍有饮食不慎即泄泻。脾胃虚弱，脾虚健运失常，清浊不分，混杂而下，则大便稀烂，次数增多；水湿内盛，下传于肠，所以肠声辘辘；脾胃升降失常，气机阻滞，则胃脘痞闷；脾胃素弱，气血生化乏源，故觉疲乏无力；动则耗气，气不摄津，则汗出。此时脾虚是因，湿盛是果，治疗针对脾胃虚弱重在益气健脾止泻，方剂投参苓白术散。对于脾虚湿盛标象，在扶正的基础上合用平胃散以燥湿运脾。同时针对中焦气机阻滞，佐用香附、延胡索等调理气机。脾胃运化功能减弱而见饮食难消，故酌情加用一些消食药物以达到健脾助运的目的。病情好转后，仍要注意巩固治疗一段时间，防止反复。

验案4：梁某，男，39岁，2003年9月24日初诊。

5个月前开始出现解稀烂便，每天3～4次，时有里急后重感，无肛门坠胀，曾做肠镜检查提示慢性结肠炎，用药治疗好转。近来又出现大便异常，每天2～3次，时有黏液，每遇饮食生冷或油腻则发，并有胃脘不适，肠鸣，

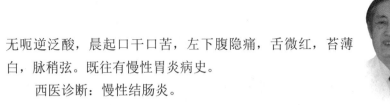

无呃逆泛酸，晨起口干口苦，左下腹隐痛，舌微红，苔薄白，脉稍弦。既往有慢性胃炎病史。

西医诊断：慢性结肠炎。

中医诊断：泄泻（脾胃虚弱）。

治则：益气健脾止泻。

方药：平胃散合参苓白术散加减。

苍术 15g，川厚朴 15g，党参 15g，两面针 15g，白术 12g，薏苡仁 30g，茯苓 15g，延胡索 15g，香附 12g，白扁豆 15g，海螵蛸 15g（打碎），五灵脂 12g，莲子肉 15g，甘草 6g。15 剂，水煎服，每日 1 剂。嘱咐饮食清淡，忌食油腻之品。

二诊：胃脘不适好转，无口干口苦，仍解稀烂便，肠鸣减轻，左下腹偶有隐痛。继续守上方，去五灵脂、两面针，加陈皮，进 15 剂。

三诊：无腹痛，大便如常，肠鸣消失。继续守上法，随症调整两个月。

按语：

本例患者虽为 39 岁男性，但其腹泻每遇饮食生冷或油腻即作，而且反复发作近半年，既往有慢性胃炎病史，乃知脾胃素弱，稍饮食不节，脾胃不堪负重，腹泻即发。中焦气机阻滞，不通则痛，故有腹痛。针对脾虚失健、湿邪内生的病机，治疗以参苓白术散健脾益气以化湿，平胃散燥湿运脾以止泻。结合慢性胃炎病史，在调理中焦气机时则加用五灵脂、两面针，活血化瘀又行气止痛。

验案 5：阿某，男，26 岁，2005 年 11 月 23 日初诊。

1年前开始出现解稀烂便，严重则如稀水样，色黄，每天2～3次，伴有上腹疼痛，痛则欲解大便，便后腹痛无缓解，曾做胃镜检查提示慢性浅表性胃炎，肠镜检查无异常，先后服用多种西药治疗无缓解。平时纳谷不香，怕冷，每遇饮食生冷、油腻或饮酒则大便稀烂明显，时有头顶疼痛。近来体重减轻，舌淡红，苔薄白，中根微黄，脉弦缓。

西医诊断：慢性腹泻（原因待查）；慢性胃炎。

中医诊断：泄泻（脾胃虚弱，寒湿困阻）。

治则：益气健脾，燥湿化浊，和胃止痛。

方药：平胃散合六君子汤加减。

苍术15g，川厚朴15g，党参20g，制半夏12g（打碎），白术12g，薏苡仁30g，茯苓25g，延胡索15g，香附12g，神曲12g，海螵蛸25g（打碎），五灵脂12g，陈皮6g，浙贝母8g（打碎），佛手10g，甘草6g。20剂，水煎服，每日1剂。嘱咐饮食清淡，忌食油腻生冷之品及饮酒。

二诊：上腹疼痛减轻，大便成条，仍有纳谷不香，全身乏力，舌淡红，苔薄白，脉弦缓。治疗继续益气健脾，和胃止痛，守上方去浙贝母。15剂，水煎服，每日1剂。继续注意饮食调摄。

三诊：大便如常，无上腹疼痛，纳食增加，精神转佳，疲劳减轻，舌脉同前。守上方主要以参苓白术散加减，随症调整，续进15剂。

按语：

患者泄泻反复发作1年，病程较长，损伤脾胃，脾胃虚弱，运化失常，纳谷不化，故有每遇饮食生冷、油腻则

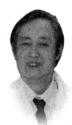

食物难化，水谷不分，混杂而下，形成泄泻；脾虚生内湿，湿渗肠道，因此重者可出现大便清稀如水样；中焦气机阻滞，胃失和降，可见胃脘疼痛，纳谷不香；脾胃虚弱，气血生化无源，头目肌肤失于濡养，则有头痛、神疲、全身乏力等脾胃虚弱的表现。治疗的重点在于益气健脾，选用六君子汤加减，同时针对内湿，给予平胃散化湿运脾以祛邪，并合用蛸贝散和胃降逆，制酸止痛，考虑患者为慢性腹泻，病情好转后仍要继续以参苓白术散巩固治疗，叮嘱患者注意饮食调摄，以防止病情反复。

验案6：郭某，女，48岁，干部，1978年8月17日初诊。

泄泻反复不愈10余年，加重近1个月。大便溏薄，量少，色淡黄，有时下利清谷，每日少则三五次，多则七八次，伴胸胁胀闷，时有嗳气，食欲减少，全身乏力，腹部畏寒，腹胀而痛，痛则欲泻，肠鸣矢气，腰酸膝软，小便短少等症。平时每遇刺激如会议气氛紧张，或任务紧急，或突遇冷热空气袭来（如开风扇），或愤怒、抑郁、惊恐之时，或饮食稍有不慎等，均可引起精神紧张，腹痛矢气，即时欲便，刻不容缓。患者常常为此烦恼忧郁。曾到医院诊治，中医诊为脾虚泄泻，西医诊为慢性结肠炎、非特异性结肠炎、结肠功能紊乱等。经用健脾祛湿、温肾固涩等中药，以及磺胺类抗生素、止泻剂等，均无好转。症见：精神抑郁，面色萎黄，躯体略虚胖，舌质胖淡，苔白腻，脉弦细，尺脉稍沉，重取无力。既往无特殊病史，否认有传染病病史。10多年前因家庭不睦已离异，此后情志抑郁，

荣远明

逐渐纳食减少，出现泄泻，月经失调。

西医诊断：慢性结肠炎；非特异性结肠炎；结肠功能紊乱。

中医诊断：郁泄（肝郁气滞，累及脾肾）。

治则：疏肝抑木，佐以扶脾温肾。

方药：痛泻要方合气郁汤加减。

炒白术 15g，白芍 10g，防风 5g，茯苓 20g，陈皮 5g，香附 10g，苍术 12g，郁金 15g，补骨脂 15g。6 剂，水煎服，每日 1 剂。做精神劝慰，思想开导。

8 月 24 日二诊：自诉服药后精神较前舒畅，诸多症状明显减轻，大便每日 1～2 次，仍然溏烂，小便短少。诊察面带微笑，腻苔已减，脉如上。守上方加薏苡仁 30g，再投 6 剂。

8 月 30 日三诊：自诉近日来大便已经每日 1 次，质软成形，精神、纳寐均转佳，诸症消失。诊察患者神态自若，笑容可掬，舌质淡红，苔薄白，脉缓略细。治疗投参苓白术散加减：党参 15g，白术 12g，薏苡仁 20g，茯苓 15g，莲子肉 10g，香附 10g，砂仁 5g，鸡内金 10g。每日 1 剂，水煎服，再服 6 剂，疾病痊愈。随访半年，未见复发。

按语：

此例大便溏薄，漏泄量少而轻缓，反复发作 10 余年，属泄泻，其发病缘于家庭不睦，夫妻分离，情志抑郁。情志不舒，肝气郁结，横逆乘脾犯胃，脾胃运化失常，而导致泄泻。由于肝气犯脾，气机不利，脾运失司，故有腹胀而痛，痛则欲泄，肠鸣矢气；肝气横逆犯胃，则有胸胁胀闷，时作嗳气；病程 10 余年，久泄不愈，脾胃已虚，化源不足，气血亏虚，故有面色萎黄，身体虚胖，倦怠乏力；脾胃虚弱，无力受纳，运化无权，所以纳差，下利清谷；脾主大腹，脾阳不振，则见腹部畏寒；脾胃虚弱，故每遇情绪紧张，土虚木乘，肝气横逆，则有即时腹痛欲便，刻不容缓；而久泄不愈，脾虚累及肾脏，肾阳虚弱，出现腰酸膝软，小便短少。脉弦为肝郁气滞之征，脉细为脾虚气血不充之象，尺脉沉弱为肾虚的表现。舌体胖淡，边有齿印，苔白而腻，为脾虚湿盛之象。因此治疗上用痛泻要方合气郁汤为主，抑肝益脾，加郁金加强疏肝解郁之力，加茯苓增强健脾祛湿之力，加补骨脂温补肾阳，从而使肝气调达，脾气健运，肾阳得复，并注意思想开导，消除忧郁。由于疾病时间较长，脾气已伤，后期注意给予参苓白术散加减健脾善后。

诊余漫话

突发性耳聋治验

李某，女，37岁，1989年11月3日初诊。右耳突发耳鸣，以致耳聋已月余。患者平素健康无恙，月余前丈夫外出未归，某夜酣睡之时，突为惊叫、巨响所惊醒，以为是盗匪行凶打劫，当时惊恐万状，脑鸣隆隆，如雷贯耳，随即右耳蝉鸣，听力减退，以致耳聋。曾经多间医院诊治，均诊为神经性耳聋。服用维生素类药物和血管扩张剂以及中药等治疗，并配合理疗、针灸，仍无效果。察其神态如常，身体壮实，舌质黯红、舌苔薄白，脉弦。拟诊：突发性耳聋，乃气滞血瘀，阻塞耳窍所致。治以行气活血，祛瘀通窍。方用血府逐瘀汤加石菖蒲、灵磁石。

处方：桃仁12g，红花9g，当归9g，生地黄9g，川芎5g，赤芍6g，柴胡3g，枳壳6g，甘草3g，桔梗5g，牛膝9g，石菖蒲10g，灵磁石20g(打碎，先煎)。每日1剂，水煎服。服药1周后脑鸣声渐敛，4周后脑鸣消失，听力渐复。随访半年未见反复。

按语：

突发性耳聋属难治疾患之一。患者因惊恐而得，肾开窍于耳，十二经脉均上络于耳，心肾气机逆乱，气血不畅，经脉瘀阻，堵塞耳窍，则耳鸣耳聋，正如《医林改错》云："耳孔内小管通脑，管外有瘀血靠挤，管闭，故耳聋。"患者脉弦、舌黯，多方治疗无效，亦应考虑气滞血瘀。其神态如常，躯体壮实，并无虚象，故治疗不宜补肾，宜行气

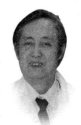

活血、祛瘀通窍，方选血府逐瘀汤加味。此方有桃红四物汤合四逆散之义，前者活血祛瘀，后者疏肝理气，加之桔梗、牛膝，一升一降，调理气机。另入石菖蒲、灵磁石通窍安神，明目聪耳，乃治耳鸣耳聋之要药。诸药合用，共奏理气化瘀、通窍聪耳之功。药症相符，故收全功。

风热咳嗽为何难愈

南疆气候炎热，外感咳嗽之中，风热咳嗽十居七八。咳嗽痰黄，黏稠难咳，口渴咽痛，喉痒而干，伴有恶风身热、鼻塞头痛、苔薄黄或薄白而干、脉浮数等风热表证的表现。疏散风邪，清热宣肺，化痰止咳，是为治疗之常法，桑菊饮加减是为主方，医者悉知。风热夹湿、夹暑、化燥，治以化湿、解暑、润燥，亦易辨识。愈而复感，更易辨知。

罹患风热咳嗽者，每每缠绵旬月不愈，越季而咳嗽不息者，亦不少见，故俗有"良医难治咳嗽病"之说。每遇此类缠绵不愈之患者求诊时，留心细察其候，多为早晚作咳，日间少咳，痰少或无痰，舌红或舌质黯淡，苔少，脉细或细数。恶风、身热等症全无，可知风热表证已除，肺中伏热未清，气阴已伤。肺有伏热则清肃之权失司，可致咳喘。肺气伤则肺主气之功能失常，清肃无权，亦可导致咳嗽、气短等。肺阴耗伤则肺失清润，气逆于上而作咳。夜间阳入阴，阴气盛，平旦时阳气生而未盛，均为肺之功能较弱之时，故早晚咳嗽不止，缠绵不愈。此时如仍

棠远明

173

一味以疏散风热之法，由于耗散太过，使气阴益伤，何能止咳？

治疗此证，应一面清泻肺中伏热，一面滋养气阴，辅以宣肺止咳，热去正复，咳嗽自平。自拟泻热养肺汤：桑白皮10g，地骨皮10g，北沙参15g，百合15g，桔梗10g，苦杏仁（打碎）、前胡各10g，百部10g，甘草6g。若肺热较甚者，可加黄芩10g，鱼腥草15g；若肺气耗伤明显者，可加太子参15g；若阴伤明显者，可加麦冬15g，天花粉15g；若咳而胸痛者，加瓜蒌壳10g，郁金10g。小儿药量酌减。水煎分两次服，复煎再服。一般服药3～5剂咳嗽平息。桑白皮泻肺清热，且能消痰而定喘咳；地骨皮泻肺中伏火，尤能退虚热；北沙参、百合、苦杏仁、百部养肺阴润肺而止咳；沙参尤能补益肺气；桔梗、前胡、甘草可宣肺除痰以止咳。各药合用，正中病机，故可获效。

黄某，女，30岁。诉其咳嗽两月余未愈，初始发热恶风，全身瘥疼，日夜咳嗽、痰黄而稠，口渴欲饮。经服中西药数天后，恶风、发热、身疼等症已除，咳嗽亦减，但转为夜寐即咳，晨起亦咳，痰少而黏，数更其医而罔效，至今干咳无痰。查其舌红而干，苔黄少，脉细略数。再问之，更伴有口干不多饮，大便干结，两日1行等症，可知肺中伏热伤阴无疑。肺与大肠相表里，故肠中亦少津便结。治以泻热养肺汤加麦冬15g。3剂，嘱其每日1剂，水煎分两次白天服，复煎分两次夜间服。服前药两剂咳止，诸恙随之而愈。

其女亦如此咳嗽，10余日未瘥，晨起为甚，午睡及夜

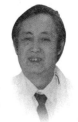

寐时亦咳，未闻痰声，食欲减退，小溲短黄，舌质黯淡，苔少，脉细。拟诊肺中余热未清，气阴已伤，且有子病及母之势。予以泻热养肺汤，剂量减半，去地骨皮，加太子参10g，怀山药10g，以益气养阴健脾，服药3剂亦愈。

论重舌

舌诊主要指望舌质和舌苔两方面，而舌质又称舌体，是舌的肌肉脉络组织，望舌质包括望舌的神、色、形、态等内容。

重舌又称"子舌"，是指舌下血脉肿起，好像生一层小舌而言，指的是舌形有所改变。若舌下连根处，中央和两侧血脉均肿起，连贯而生，如生三小舌，形似莲花者，又称为"莲花舌"，也属重舌。本病以小儿较为多见，但年老体弱，肾气亏虚者也可有发生。《素问·至真要大论》说："诸痛痒疮，皆属于心。"《素问·阴阳应象大论》说："心主舌……在窍为舌，在味为苦。"《灵枢·经脉》说："手少阴之别……系舌本。"这些论述指出了舌病、疮痒、口苦等疾患均与"心"有密切的关系。因此，荣远明教授认为，重舌的产生，尤其小儿，多数是由心脾二经蕴热，火热循经上冲舌本，使舌下血脉肿胀突起所致。其发病的关键为心脾郁热，主要表现为心火，若兼有发热恶寒者，则常为外邪引动心火所致。对于年事已高者产生的重舌，其发病常有内外两方面的原因，内因当责之于患者素体肾水不足，

荣远明

心阳独亢，心肾不交；外因主要有思虑、劳累过度，或各种能导致阴津暗耗的诱因。内外之因相加，最终引起水不济火，心火益亢，火气上冲，火壅舌本，血脉胀突，于是形成重舌。其临床表现可有舌咽疼痛，舌下肿胀，言语不利，纳食减少，心烦少寐，口苦口干，腰酸腿软，小便短黄，脉弦略数。

值得注意的是，舌下肿胀疼痛，除了重舌外，还可见于其他疾病，临床上要注意鉴别，尤其要注意与痰包加以鉴别。若舌下肿胀呈圆形囊胞状，绵软不硬，色黄或淡红，木痛，有碍言语，发展缓慢，溃后流出物如黏痰者，称为"痰包"，此病多因痰涎郁热凝注于舌下而成，舌下肿胀溃破后可有流出物，痰包的病因病机显然与重舌不一样。

关于重舌的治疗，荣远明教授认为，若证属心脾郁热者，治疗上可以采用《外科正宗》中的方剂黄连泻心汤以清心泻火，或用《医宗金鉴》中的清热泻脾散以清心泻脾为法治疗，在临床上若能进一步配合中医的外治法，则疗效更佳。对于年高肾亏，肾水不足，水不济火而心火上炎导致的重舌患者，采取"上病下治""治病求本"的治疗原则，正如《清代名医医案精华·王九峰医案》所说："治上者必求其下，滋苗者必灌其根，心为致病之标，肾为受病之本。"治疗上投以养阴清火之剂，荣远明教授常常选用《小儿药证直诀》中的方剂导赤散加味，方中以清火凉血，尤能滋肾壮水的生地黄、玄参、知母为主药，辅以木通、竹叶、甘草、金银花、板蓝根以清心解毒，导热消肿，治疗上常有较好的疗效。

论刘寄奴行血治痢

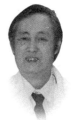

刘寄奴，味辛苦，性温，归心、脾经，具有破血通经、散瘀止痛的功效。临床上常用于跌打损伤、产后瘀阻。由于本品气味芳香有醒脾开胃、消食化积之功，亦适用于食积不化、脘腹胀痛等，临床上荣远明教授用此药治疗痢疾也有较好的效果。刘寄奴品种较多，各地所用不尽相同，有玄参科阴行草、菊科奇蒿、茜草科白马骨、金丝桃科湖南连翘、金丝桃科元宝草等。菊科奇蒿，习称南刘寄奴，玄参科阴行草，习称北刘寄奴，一般多数指本草记载的菊科植物奇蒿或其近似植物。广西地区的属菊科奇蒿，杂有唇形科细叶香茶菜，又称之为"三姐妹"。

金元四大家之一刘完素在《素问病机气宜保命集》中提出了"行血则便脓自愈，调气则后重自除"的著名论点，并创制出行血调气的芍药汤以治疗痢疾实证，至今仍一直为临床所习用。根据此论点，荣远明教授提出了自己的观点。荣远明教授认为，行血调气治疗痢疾，此论点的关键在于"行血"二字，"行血则便脓自愈"，采用行血之法，病疾得愈，疾病既已愈，则腹痛、里急后重可随之消失。方剂芍药汤主要用芍药、当归行血和血，伍以调气导滞、清热化湿诸药而成。全方以芍药为君，当归辅之，治疗湿热下痢确有效果，但芍药、当归行血之力尚不够专宏，不如使用活血祛瘀之品。查阅《如宜方》用刘寄奴治疗赤白下病，《圣济总录》用刘寄奴"治霍乱成痢"，行血破瘀

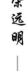

荣远明

之力则刘寄奴远胜芍药、当归。因此荣远明教授采用单味刘寄奴治疗湿热病，将刘寄奴制成流浸膏片，每片含生药1g，每次服6～8片，日服4次，果然效果较佳。曾用刘寄奴片治疗急性细菌性痢疾34例，与西药呋喃唑酮（痢特灵）及抗生素组比较，在改善症状（发热、腹痛、里急后重）、粪便细菌培养转阴等方面均优于西药组。

　　荣远明教授用之刘寄奴属菊科奇蒿，亦杂有唇形科细叶香茶菜。奇蒿味辛苦，性平，有活血行瘀、消暑利湿之功。细叶香茶菜味微苦，性凉，有清热解毒之力，为治疗湿热病之佳品。荣远明教授认为，广西南宁的刘寄奴品种既活血行瘀，又清热利湿，而痢疾是湿热与瘀血为患，如《平治会粹·滞下辨论》云："其湿热瘀积，干于血分则赤，干于气分则白。"《医学入门》云："要知诸痢皆血瘀。"因此用刘寄奴治湿热下痢，切中病机，收效满意。

面瘫治验

　　黄某，女，43岁，2003年12月24日初诊。

　　突然口角㖞斜半天。自述今早起床后发现右侧颜面麻木，口角左㖞，伸舌略左偏，伴右眼流泪，头晕头痛，无视物昏花，自觉内热，口干多饮，鼻塞，咽痛。刻诊：神志清楚，对答切题，口角左㖞，伸舌略左偏，右侧皱额消失，四肢肌力、肌张力正常，舌淡红，苔薄黄，脉沉细略数。

西医诊断：面神经炎。

中医诊断：中风——中经络（络脉空虚，风邪入中）。

治则：祛风解表，化痰通络。

方药：芎芷石膏汤加减。

川芎 15g，白芷 12g，防风 10g，羌活 12g，生石膏 15g（打碎，先煎），玄参 15g，麦冬 15g，白蒺藜 15g，苍耳子 15g，太子参 15g，僵蚕 12g，甘草 6g。7 剂，水煎服，每日 1 剂。

二诊：服药 7 剂后，仍觉右侧颜面麻木，口角㖞斜，畏光流泪，夜寐较差，舌稍黯红，苔薄微黄，脉细稍数。治拟在前法的基础上改用大秦艽汤祛风清热，调理气血。

处方：秦艽 15g，白芷 12g，防风 10g，川芎 12g，当归 12g，藁本 12g，生地黄 15g，赤芍 12g，首乌藤 25g，桃仁 12g，红花 15g，枸杞子 15g，僵蚕 12g，谷精草 15g，地龙 15g，甘草 6g。进 7 剂。

三诊：畏光流泪，右侧颜面麻木稍减，仍口角㖞斜，时有面肌𥆧动，夜寐较差，舌脉同前。治守前法加全蝎、钩藤、木瓜。续进 7 剂。

四诊：诸症大为减轻，舌淡红，苔薄黄，脉沉细。治疗去秦艽、藁本、首乌藤，加太子参，再随症加减，进 10 剂。

按语：

本例患者表现为口眼㖞斜，一侧鼻唇沟变浅，属口僻，又称吊线风，口㖞严重者可有口角流涎，言语不清，相当于西医的面神经麻痹（面神经炎）。明代楼英在《医学纲

179

目·口眼㖞斜》中提到："凡半身不遂者，必口眼㖞斜。亦有无半身不遂之症而㖞斜者。"这里描述的即是口僻。荣远明教授认为，本病的发生乃因正气不足，络脉空虚，卫外不固，风邪乘虚入经络，气血痹阻，属中风中的中经络，病位尚浅。

急性期一般以祛风解表、化痰通络为则，尤其在早期更应以祛风解表为首要。此案患者刚发病半天，故方剂选用芎芷石膏汤加减，服药7剂后，症状改善不明显，随即给予祛风，调理气血，化痰通络，方用大秦艽汤化裁，佐用桃仁、红花等加强活血通络之力，取"治风先治血，血行风自灭"之义，同时合用搜风化痰通络的虫类药，如僵蚕、地龙等，期间出现面肌眴动，乃气血痹阻，血虚诱导肝阳化风，治疗时在调理气血的同时加钩藤、木瓜平肝息风，和血舒筋，而病情平稳后还要注意巩固治疗以善后，加用太子参等益气以扶正。

尿路感染的诊治

尿路感染一般分为上尿路感染和下尿路感染。上尿路感染包括急性肾盂肾炎及慢性肾盂肾炎急性发作的阶段，下尿路感染主要是急性膀胱炎。尿路感染的临床表现有轻有重，主要在于小便不顺畅，即小便频、急、热、痛，淋沥不尽，尿道涩痛或小便带血，严重者还有发热、恶寒、头痛、全身不适、腰痛、恶心呕吐等症，而病情轻者也可

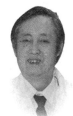

没有任何尿路感染的症状，仅在小便常规检查或尿细菌学检查中发现。

根据尿路感染的症状表现，荣远明教授认为尿路感染可按中医学的淋证、腰痛、癃闭等病进行辨证论治。小便的顺畅，有赖于肾和膀胱的气化作用，诚如巢元方在《诸病源候论》所言："诸淋者，由肾虚膀胱热故也。""小便不通，由膀胱与肾俱有热故也。"因此，本病的发生主要与肾、膀胱密切相关。若患者平素饮食不节，过食辛辣厚味及肥甘之品，或嗜酒太过，日久则酿成湿热，湿热不解，下注膀胱，膀胱湿热阻滞，气化不利，继而发展为本病。荣远明教授认为尿路感染的急性期主要是湿热为患，湿热蕴结下焦，肾与膀胱的气化受阻所致。若热盛伤络，迫血妄行，小便则涩痛带血。

此外，整个水液代谢与肺的宣发肃降、通调水道，脾的运化转输，肾的蒸腾气化，三焦的气化等功能均有关，因此本病的发生还与肺、脾、肾、三焦有关系，临床上也有一些尿路感染是由于肺热气壅、脾肾亏虚、肝郁气滞影响三焦气化所导致的，临证时应注意予以相应的辨证治疗。

故此，对于尿路感染，荣远明教授一般常常应用清热利湿解毒之法以祛其邪，进行求本治疗。对其轻症，常用三妙散（黄柏、苍术、牛膝）加车前子、蒲公英为基本方；对其重症，常用八正散合五味消毒饮加减（萹蓄、瞿麦、牛膝、车前子、蒲公英、栀子、大黄）为基本方。临床上又每每临证加减，小便急痛较甚者，加台乌、桃仁、甘草梢、滑石之类；小便带血者，加白茅根、小蓟、琥珀末；

荣远明

小便浑浊者，加萆薢、石菖蒲、紫花地丁等；寒热较甚者，加柴胡、黄芩；高热者，加生石膏、知母，或用清开灵、鱼腥草之类注射液静脉滴注；若高热反复或持续难退，或长期脓尿者，还应当注意排除患者是否存在尿路梗阻以致湿热蕴结难解的情况。

对于结石梗阻，则可用金钱草、海金沙水煎作为口服液，按尿路结石总攻疗法冲洗尿路，或配合应用体外碎石机；若小便淋沥涩痛，量少难出，24小时总尿量不足500mL，并见呕吐，纳差，甚至皮肤瘙痒，烦躁，乃病情进一步发展的表现，属中医的癃闭、关格，病情严重，此时可配合应用大黄、蒲公英、牡蛎，水煎后做高位保留灌肠，7～10日为1个疗程，并参考癃闭、关格进行辨证论治。

田七的药用

参三七原名山漆，又名金不换。因广西田州（今百色地区）盛产此品，为主要产地之一，故两广地区又称之为田七。其味甘、微苦，性温，无毒，归肝、胃经，既能止血，又能活血散瘀，消肿定痛。田七具有止血不留瘀的特点，既可单味应用，也可和其他药配伍使用，在临床应用极为广泛，内科、外科、妇科、儿科均会用到此药。内服、外用可治疗各种出血及瘀滞之病证，并治金疮折跌、赤目痈肿、血痢烂疮、虎咬蛇伤诸病。荣远明教授在临床上常用于慢性胃炎、消化性溃疡、冠心病等疾病的治疗以达到化瘀止血、止痛的效果，而对产妇剖腹产后出血运用田七又有去瘀生新的功用。

一直以来，多数医家一般认为，此药主要用于出血且有瘀血者，若血虚无瘀者忌服。荣远明教授认为此论有待商榷。在临床上观察到民间产后血虚或血虚体弱者，常以田七炖鸡，身体能迅速恢复，荣远明教授遂考虑到此药不仅仅有去瘀生新之功，尚有益气养血之力。因此，对一些痹病及虚劳属心脾亏虚、气血不足的女性患者，采用传统炮制法炮制的田七酒内服，每次 50mL，每日服两次，停服他药。患者一般在饮酒半斤到 1 斤后即见纳食增进，眠寐渐安，精神渐增。饮酒 1 个月后复查血象（若为女性患者，遇月经期或月经刚净则延长 10 天左右复查），结果患者病情明显好转，体力增加。

通过临床观察，荣远明教授认为服田七酒后，患者先为纳食增进，精神振奋，此脾胃之气得以恢复。脾胃为水谷之海，气血化生之源，故血虚随之渐复。而常人饮普通酒对肝脏是有损害的，饮食也会减少。可见服田七酒纳食增进非酒之力，实为田七醒胃健脾之功。因此，荣远明教授据此认为，田七不单有活血化瘀之功，尚有益气生血之力，可以治疗血虚之证。

三因癌毒学说

恶性肿瘤是严重危害人类生命及健康的重大疾病，目

荣远明

前已成为人类最大的杀手之一，其病死率已上升至人类疾病死亡的第二位。据世界卫生组织预测，2020 年全球癌症新发病例将达到两千万，其中 1200 万人将死于癌症。关于肿瘤的概念，荣远明教授指出：肿者，肿大也；瘤者，留居也；肿大成块、留居在一起而不消散之物谓之肿瘤。荣远明教授认为，肿瘤是一种全身性疾病，而不是局部性疾病，是全身疾病的局部表现。肿瘤作为一类病而非一个病，其致病因素比较复杂。综观古代文献资料，结合自身临床实践，荣远明教授提出了三因癌毒学说，认为肿瘤是在三因综合作用下，癌毒内生，致机体阴阳失调，经络气血运行障碍，引起局部瘀血、痰浊、湿邪等相互胶结而成。

一、"三因"包括感受六淫邪毒、情志所伤、正虚邪胜

一因感受邪毒。荣远明教授指出：所谓邪毒者，主要指外界特别是大自然中的一切致癌因素，包括古人所说的"六淫邪毒"。西医学证明，80％的肿瘤患者与外界环境中的致癌因素有关。由于历史条件所限，古人无法提出这些确切的病因，所以用"六淫邪毒"来概括外在的致癌物质。"六淫邪毒"包括风、寒、暑、湿、燥、火（热）和疫疠。邪毒主要从皮毛、肌腠、经脉、口鼻而入。癌瘤的发生与六淫邪气侵袭及饮食因素有关。外邪侵犯人体及饮食所伤，使脏腑功能失调，气滞血瘀，痰浊内生，日久成癌。《灵枢·九针论》说："四时八风之客于经络之中，为瘤病者也。"提出外邪"八风"停留在经络之中而成瘤病。

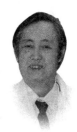

《灵枢·百病始生》说："积之所生，得寒乃生，厥乃成积也。"认为寒邪可以引起积证。《医宗金鉴》中认为茧唇由"脾胃积火"结聚而成。饮食因素致癌，中医文献也早有记载。宋代的《济生方》说："过餐五味，色腥乳酪，强食生冷果菜，停蓄胃脘……久则积结为癥瘕。"元代的《卫生宝鉴》说："凡人脾胃虚弱，或饮食过度，或生冷过度，不能克化，致成积聚结块。"明代的《景岳全书》中说："惟饮食无节……多成痞积于左胁膈膜之外。"清代的《医碥》说："酒客多噎膈，饮热酒者尤多。"明代的《外科正宗》指出："茧唇……因食煎炒，过餐炙煿。"说明过食肥甘厚味、煎炸食物及饮酒过度，易发生肿瘤。从古人论述中，我们可以发现，"六淫邪毒"在肿瘤发生的因素中占有重要地位。感受六淫邪毒，使阴阳失调，气血逆乱，津液代谢失调而致气滞血瘀、痰湿凝聚，日久成积，变生肿瘤。我们认为，古代医家在当时的条件能认识到肿瘤发生与外界六淫邪毒有关，这一点是难能可贵的。当然，除了古人所述"六淫"邪气之外，由于工业的不断进步，社会生活环境亦发生了重大变化，空气污染日趋严重，这已成为癌症发生的又一重要因素。据统计表明，吸烟及工业污染接触已经成为肺癌的主要原因。现代研究证实的一些致癌因素，如①病毒致癌：如非洲淋巴细胞瘤病毒（EB病毒）与淋巴瘤及我国南方地区的鼻咽癌有关，这种病毒只对特定地区的人群构成致癌的危险，乙型肝炎病毒是肝癌发病的主要危险因素及原因，乳头状瘤病毒与宫颈癌有关，T淋巴细胞病毒与成人T淋巴细胞白血病有关；②真菌致癌：真菌在自然界中

荣远明

185

广泛存在，种类繁多，但只有少数是致病的。其中主要是黄曲霉素，它广泛存在于霉变的花生、玉米、大米、豆类食品中，可诱发肝癌及肾、肺、胃、皮下组织的肿瘤；③寄生虫致癌：临床观察表明，血吸虫病与大肠癌，中华分支睾吸虫病与肝胆管癌的发生有一定的关系。这些都可以视为"六淫邪毒"的一部分。因此我们所说的"六淫邪毒"较古人所述"六淫"邪气的范围要大，除了四时不正之气、饮食失节所致的邪毒外，还包括诸如放射线、亚硝胺、血吸虫、乙肝病毒等物理、化学、生物因素在内，泛指外界特别是大自然中的一切致癌因素。

二因情志所伤。在正常情况下，喜、怒、忧、思、悲、恐、惊这七种情志活动是人体精神活动的外在表现，若外界各种精神刺激程度过重或持续时间过长造成情志的过度兴奋或抑制时，则可导致人体内的阴阳失衡，脏腑功能紊乱而发病，正如《灵枢·百病始生》曰："内伤于忧怒……而积皆成矣。"在这一思想指导下，后世医家多有发挥，认为一些肿瘤的发生、发展与精神因素、情志不遂有关，如噎膈（多见于西医学之食管、胃的癌肿）在《素问·通评虚实论》种被认为是"暴忧之病也"。《医学津梁》在论述噎膈时指出："由忧郁不升，思虑太过，急怒不伸，惊恐变故，以致血气并结于上焦，而噎膈多起于忧郁，忧郁而气结，气结于胸，臆而生痰，久者痰结块胶于上焦，通络窄狭，不能宽畅，饮或可下，食则难入而病成矣。"《医宗必读·反胃噎膈》认为，噎膈"大抵气血亏损，复因悲思忧恚，则脾胃受伤，血液渐耗，郁气生痰，痰则塞而不通，

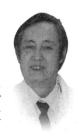

气则上而不下，妨碍道路，饮食难进，噎塞所由成也"。《景岳全书》亦认为："噎膈一证，必以忧愁思虑，积劳积郁，或酒色过度，损伤而成。"上述医家均认为，噎膈的发生主要在于情志的异常变化。突然强烈或长期持久的情志刺激可以直接影响机体的正常生理功能，使脏腑气血功能紊乱，经络不能畅达，郁结胸中，久则癌肿成矣。当然，临床所见，不仅仅噎膈，与此关系密切者，尚有多种癌肿。《妇人大全良方》认为乳岩的发生："此属肝脾郁怒，气血亏损。"《医学正传》亦认为："此疾多生于忧郁积忿中年妇女人。"《丹溪心法》在论述乳腺癌时指出，该病多见于没有丈夫或失志于丈夫的女子，其曰："憔不得于夫者有之，妇以夫为天，失于所天，乃生乳岩。"这比国外提到的寡居者易患乳腺癌早几百年。《外科正宗》亦曰："又忧郁伤肝，思虑伤脾，积想有心，所愿不得志者，致经络痞涩，聚结成核……其时五脏俱衰，四大不救，名曰乳岩。"明确指明了情志因素，特别是忧思在乳岩发病中的重要地位。《外科枢要·论瘤赘》在论肉瘤时指出："若郁结伤脾，肌肉消薄，外邪所搏而为肿者……名曰肉瘤。"《医宗金鉴》在论述失荣时指出："忧思恚怒，气郁血逆，与火凝结而成。"陈实功在论述失荣病因时亦指出："失荣者，先得后失，始富终贫，亦有虽居富贵，其心或因六欲不遂，损伤中气，郁火相凝。"《澹寮集验方》中论述五积时曾曰："盖五积者，因喜怒忧思七情之气，以伤五脏……故五积之聚，治同郁断。"综上所述，可见历代医家在论述肿瘤病因时都十分重视情志因素，认为七情内伤尤其是长期忧思不解在肿瘤的发病及发展中起着重要的作用。七情内伤不仅可以直接引起脏腑功能失调而致气滞血瘀、湿停痰阻，日久而成瘤，而且七情内伤又易致外邪（致癌因素）侵袭，通过内外合邪，多因素综合作用而产生癌瘤。西医学亦证明了肿瘤的发生与情志有关。忧郁、焦虑、失望和难以解脱的悲伤等不良情绪常常是癌症发生的"前奏"，情绪变化时间为1～2年。美国本松博士调查的500例癌症患者都有明显的精神创伤史。英国科学家约翰在1983年曾对患宫颈癌、卵巢癌、子宫癌的妇女进行研究，发现癌症患者常常压抑自己的情绪，对前途悲观失望，过分自责并伴有轻度焦虑。近代研究认为，社会心理的紧张刺激会降低或抑制机体的免疫能力，诱发机体内分泌失调；抑郁消极的情绪可使催乳素分泌过盛而致乳腺癌；紧张的环境刺激、恐惧和焦虑可影响巨噬细胞、淋巴细胞及免疫抗体的产生，造成免疫能力缺损而引起癌症。大量实验和临床观察亦证明癌细胞的生长速度与个体的生活方式突然改变等因素有关，故有人认为精神刺激引起的恶劣情绪可能是癌症的"活化剂"。因此我们所说的情志所伤不仅指七情内伤，还包括长期紧张的环境刺激、生活与工作的压力负荷过重等所导致的情志内伤。

三因正虚邪盛。其实质内容包括两大方面：因虚致癌和因病致癌。前者指因先天禀赋不足或体质虚弱，不能驱邪外出，邪积于内，日久成癌，强调脏腑功能失调、正气虚弱（内虚）是肿瘤发生和发展的根本原因。《黄帝内经》中有"正气存内，邪不可干""邪之所凑，其气必虚"的说法。《活法机要》云："壮人无积，虚人则有之。"《医宗必读》云："积之成也，正气不足，而后邪气踞之。"《景岳全书》云："凡脾肾不足，及虚弱失调之人，多有积聚之病。"明代的申斗垣论癌发时说："四十岁以上，血亏气衰，浓味过多，所生十全一二。"以上观点认为，肿瘤是因虚致病，本虚标实。荣远明教授指出这是传统意义上的癌发病学说，确实有一部分肿瘤患者属于这种情况。临床上还有另外一种情况，如同样身体虚弱，有的患癌，有的不患，更有的人身体强壮无任何气血阴阳虚证的表现也患癌症，这用因虚致癌理论无法解释。荣远明教授提出了"肿瘤的发生是因病致癌，本实标虚"的观点，指出这部分患者患癌症的原因在于其体内邪毒蓄积到了致癌的程度，由量变转为质变，这是"本实"；同时正气（体内的抗癌力量）在与癌毒的消长抗争中逐渐被消耗殆尽，这是"标虚"。故癌症的发生是由癌毒力量的强弱来决定的，是典型的因病致弱、因实邪致正虚。初中期是本实标虚，晚期是本虚标实。即使是经过手术切除，仍常见余毒未尽、气滞血瘀、正气不足等并存之象，正如王清任《医林改错》所云："本不弱而生病，因病久致身弱，自当去病，病去而元气自复。"因此，荣远明教授在肿瘤治疗中强调祛邪扶正具有十分重要的意义。

二、癌毒学说

荣远明教授认为，癌属于毒邪为患，恶性肿瘤区别于普通内、外、妇、儿各科疾病的一个根本特点是其具有独

189

特的致病因素——癌毒。癌毒是导致恶性肿瘤发生和发展的根本病因之一，既不同于一般的六淫邪气，亦不同于一般的内生五邪及气滞、血瘀、痰凝诸邪，而是由于各种致病因素长期刺激、综合作用而产生的一类特殊毒邪。《仁斋直指附遗方论·发癌方论》云："癌者，上高下深，岩穴之状……毒根深藏，穿孔透里。"《外科正宗·脏毒论》有云："夫脏毒者……蕴毒留注肛门，结成肿块。"此之谓也。

归纳起来，癌毒具有如下特性：

1. 癌毒是亢盛过极的邪气　王冰注《素问·五常政大论》云："夫毒者，皆五行标盛暴烈之气所为也。"刘完素在《伤寒直格·主疗》中指出："凡世俗所谓阴毒诸症者，皆阳热亢极之证。"正因为癌毒毒性猛烈，具有强烈致病性，导致人体正气严重受损，正不胜邪，而表现为病势凶猛，进展迅速，癌毒向原发病灶周围侵袭扩散或沿经脉、络脉流散，病情日趋深重，死亡率高。

2. 癌毒为邪气久蕴质变的产物　《金匮要略心典·百合狐惑阴阳毒病证治第三》云："毒者，邪气蕴蓄不解之谓。"《杂病源流犀烛·阴毒阳毒源流》有云："盖阴毒云者，乃寒邪直中阴经，久而不解，斯成毒也。"癌毒形成亦是如此。许多恶性肿瘤患者一经确诊就已处于中晚期，说明癌症的形成非一朝一夕之功。六淫邪气、内生五邪及气滞、血瘀、痰凝诸邪，长期在体内蓄积，日久则发生质的改变，产生癌毒，形成肿瘤。癌毒既是病理产物，又是肿瘤的直接致病因素。癌毒的这一特性导致恶性肿瘤病程缠绵，不易根治，一旦癌毒形成，极易内攻脏腑，久治不愈。

肿瘤治疗的三大理念

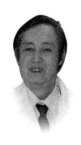

一、扶正与祛邪

通过对有关恶性肿瘤中医理论的深入探讨和临床实践体会，荣远明教授认为恶性肿瘤的基本病机在于"正虚"与"癌毒"两个方面，扶正与祛邪是两大治则。扶正即是调动机体的抗病能力，提高机体的免疫功能，增强免疫系统的作用，达到防治肿瘤的目的。《素问·通评虚实论》中的"精气夺则虚"和《素问·三部九候论》中的"虚则补之"即是确立扶正治则的主要理论依据。《素问·通评虚实论》中的"邪气盛则实"和《素问·三部九候论》中"实则泻之"，则是确立祛邪治则的主要理论依据。临床应用扶正与祛邪治则时，应先谨慎细致地审察与权衡邪正双方力量对比情况、邪盛与正衰之间的轻重缓急情况，然后决定扶正与祛邪两者的主次和先后。

以祛邪为先的治则，有"邪能伤正""邪去则正安"的观点，正如张子和所言："先论攻其邪，邪去而元气自复也。"荣远明教授认为补虚扶正要有一个过程，缓不济急，故主张攻其邪，邪去正复。对肿瘤治疗而言，这种祛邪就是抗癌，即抑制、排除、消灭癌毒。祛邪法分为清热解毒法、活血祛瘀法、软坚散结法等。其中清热解毒法适用于恶性肿瘤患者毒热内蕴之证。研究证实大多数的抗肿瘤中草药均属于清热解毒药，同时此类药对肿瘤周围炎症及肿

荣远明

瘤合并感染也有一定效果。常用药有蚤休、金银花、连翘、山豆根、白花蛇舌草、半枝莲、半边莲、龙葵、白英、蛇莓等。癌肿的形成离不开瘀血的参与，因此活血祛瘀法是一种很重要的祛邪法，尤其对合并有瘀血征象的肿瘤患者特别适宜。根据实验研究，活血化瘀药有抗癌的功效，通过扩张血管、改善微循环、减少血小板凝聚、降低血管通透性等作用促进肿块的软化和吸收，同时对放化疗有解毒增效作用。常用药物有丹参、土鳖虫、三棱、莪术、大黄、桃仁、红花、赤芍、五灵脂等。恶性肿瘤患者表现为癌毒聚结，局部肿块坚硬而牢固，据"坚者削之""结者散之"而拟定软坚散结法。软坚多用咸味之品，如牡蛎、玄参、鳖甲、海藻、海浮石等；散结则用理气化痰之药，如白芥子、天南星、半夏、贝母、川楝子、香附、瓜蒌等。除了上述中医的祛邪法之外，西医的治疗方法如手术切除、放射治疗、化学药物治疗，对某些癌症的有效作用和积极意义不容忽视，这些治疗均归属祛邪法的范畴。对于癌症患者，消除癌肿是治病之本，是最积极的治疗原则，祛邪法在某种意义上也可看作是一种"补法"，即祛邪所以安正。从临床上看，单纯补虚扶正是难以消除肿瘤的，片面强调扶正有时则会贻误病机，但若只强调祛邪抗癌，亦可伤正，造成病情恶化。

以扶正为主的治则，有"养正积自除"的观点。目前到中医院就诊的多数是中晚期的肿瘤患者，而且多数已经过手术或放疗、化疗处理，均存在不同程度的正气亏虚，运用以扶正为主的治疗方法，能有效地防止肿瘤的复发和

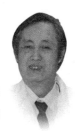

转移。现代研究也证实，应用中医扶正为主的治疗方法，可通过提高机体免疫功能、调整机体内环境，直接抑制和消灭残留的癌细胞，防止癌变转移，从而达到消瘤康复的目的。西医学对于治疗恶性肿瘤的疗效评价，多注重瘤体的缩小与生存时间的延长，特别是瘤体的缩小。而中药对肿瘤的细胞毒作用方面较弱，对于大多数经中医药治疗的恶性肿瘤患者，瘤体的缩小可能并不明显，但中医药对于治疗恶性肿瘤的疗效更多的是体现在通过中医扶正治疗，能稳定瘤体、改善临床症状和提高生活质量。因此尽管能达到完全缓解或部分缓解的患者较少，但往往可维持较好的生存质量，很多患者经过治疗后能够达到带瘤生存的状态，这常常是中医药取得较好疗效的表现，也体现了中医治疗肿瘤"以人为本"的特色。

扶正治疗包括非药物疗法和药物疗法两方面。非药物疗法囊括了精神、饮食、起居的调摄宣教，气功锻炼，针灸、按摩和推拿等内容。我们在临床上发现，通过温和灸患者的强壮穴位，如关元、气海、命门、足三里等，能提高肿瘤患者的免疫功能，起到稳定瘤体，防止瘤体复发、转移的作用。药物疗法主要是根据患者气血阴阳亏虚的不同而采用补益气血、滋阴温阳等方法治疗。肿瘤患者正气亏虚症状一旦出现或严重时，再用药使之恢复正常是非常困难的。我们必须在其未出现时预防其发生，不明显时防止其发展，才能事半功倍。这就需要认真研究不同肿瘤的病因病机和演变规律，有预见地提前使用相应的扶正方法。荣远明教授认为，癌症的病理特点在于邪实正虚，在其疾

荣远明

193

病的变化过程中，由于病情复杂，正与邪之间相互消长，不断变化。所以，在治疗上应把扶正与祛邪辨证地结合起来，依据癌症各个阶段的特点，正确认识扶正与祛邪的辨证关系，根据客观实际病情虚实而定攻补，或以扶正为主，或以祛邪为主，或先攻后补，或先补后攻，或攻补兼施，才能收到较好的效果，正如《医宗必读·积聚》所云："初者，病邪初起，正气尚强，邪气尚浅，则任受攻；中者，受病渐久，邪气较深，正气较弱，任受且攻且补；末者，病魔经久，邪气侵凌，正气消残，则任受补。"对于癌症患者，一般而言，早期正气尚未衰，治则重在祛邪，同时考虑到补，采用大攻小补、攻中有补的原则。中期，癌肿发展到一定程度，机体正气日渐耗损，宜攻补兼施。晚期，正气不支，已不任攻伐，治疗采用大补小攻的措施，补虚扶正为主，祛邪抗癌为佐，借大补以增强患者体质，提高抗癌能力，小攻使肿瘤停止发展。另外应注意患者经手术、放化疗后，肿瘤已控制或去除，机体受到一定损害时，治疗上应以扶正调理为主。但我们应看到，除早期病变手术彻底切除者外，往往余邪未尽，易于复发和转移，故仍以扶正与扶邪相结合治疗为宜。由于放化疗是主要的抗癌攻邪手段，所以治疗期间最好适当配伍中西医扶正调理措施，这些措施不仅可以减轻放化疗的不良反应，而且可以加强机体的抗病能力，提高机体免疫力，另外，有些措施与放化疗结合，还可增加治疗效果。综上所述，临床肿瘤治疗的特点在于"调之使和"，既体现消除病理损害的祛邪一面，又有恢复正常生理功能的扶正一面，真正做到扶正与祛邪的统一。

二、时刻顾护脾胃

仲景"四季脾旺不受邪"的理论是指春、夏、秋、冬四季，分主于肝、心、肺、肾四脏，脾不主时而旺于四季，即四脏之中皆有胃气，也就是说，脾胃在一年四季中对人体抗御外邪都起着重要的防卫作用。因此，脾胃的盛衰关系到人体抗病能力的强弱。现代研究发现，健脾中药如黄芪、人参、党参、白术、茯苓、薏苡仁等都是免疫增强剂，其中薏苡仁还兼具免疫增强和抗癌的双重作用，其提取物制成的康莱特注射液临床上已经广泛应用于肿瘤的治疗。可见脾胃功能的盛衰实际上反映了机体免疫功能的强弱。肿瘤患者均存在不同程度的免疫缺陷和紊乱，因此，肿瘤的发生、发展及转归预后与脾胃功能关系密切。《医学心悟》中云："更有虚人患积者，必先补其虚，理其脾，增其饮食，然后用药攻其积，斯为善治。"即是强调顾护脾胃在积证治疗中应占首要地位。荣远明教授指出，肿瘤患者无论分期早晚，脾胃功能尚可者易治，生存期长；脾胃功能差者难治，预后不佳，生存期短，符合前人"有胃气则生，无胃气则死"的观点。所以，肿瘤治疗中应时时顾护脾胃，即使患者尚未出现脾胃功能障碍，也加用一二味调胃之品，特别是有侵犯脾胃趋势的肿瘤，如肝癌、肺癌等，健脾胃之药更应提早使用。应用胃肠道不良反应较大的化疗方案之前就开始予患者服用健脾理气和胃的方药，此即先安未受邪之地。应用攻伐药时宜遵循"屡攻屡补，以平

荣远明

为期""衰其大半"的原则,勿伤胃气;应用滋补药时须防滋腻碍胃。同时根据患者病情制定合理的膳食,避免刺激、伤胃、碍胃之品,俾使中土健运,生化之源不竭,气血充足,机体免疫功能稳定,从而达到防止肿瘤复发、转移的目的。

三、重精神情志调摄

国内外的研究发现,心理因素同癌症的诱发、恶化、康复的联系相当紧密。患者的心理情绪变化初期表现为对癌症的怀疑、否定、恐惧,以后表现为怨恨、沮丧、焦虑、抑郁和对抗治疗,这在老年患者中表现尤为突出,可能与老年人对躯体疾病和精神挫折的耐受力日趋减退,遭受各种各样心理应激的机会越来越多及治疗后不良反应重有关。负性精神心理因素长期作用于人体,将导致中枢神经系统及内分泌系统功能失调,削弱机体免疫功能,促进癌症的发生、发展及恶化。

荣远明教授尤其重视精神情志因素对肿瘤患者的影响,强调中医不仅要治病,更重要的是治人。心主神志,肝主疏泄,调畅情志,故解除负性精神心理因素主要从心肝论治。对于癌症患者来说,最重要的是使其保持心态平和与情绪稳定。如此方能保持机体免疫功能稳定,防止癌症复发、转移。要求在癌症明确诊断和(或)开始治疗前即对患者进行早期干预。荣远明教授认为早期干预的效果优于延迟治疗的效果,尤其在生存质量和生存期方面。为此,首先要建立良好的医患关系,通过与患者交朋友,鼓励患者倾吐心声，从中了解他们的负面想法和行为，深入浅出地为其提供一些有关疾病的诊治、调养等方面的知识和信息，对其做心理疏导，帮助其调畅情志，从而使其保持心态平和与情绪稳定。中医药物治疗的重点为调理心肝，具体治法及处方有：养血安神，清热除烦，选用酸枣仁汤；补心益智，安神定志，选用定志丸；疏肝解郁，选用柴胡疏肝散。这些调神疏肝的方药应在患者未出现或即将出现症状时使用，特别是极易出现不良精神心理因素的肿瘤如胰腺癌、小细胞肺癌、乳腺癌、肝癌等，更应预防性地使用，所谓"上工救其萌芽""未病先防"是也。同时充分发挥中医药在对症治疗方面的优势，减轻或消除因肿瘤或治疗不良反应而引发的症状及其对患者心理情绪造成的不良影响，如用活血、通络、行气中药以止痛，用补肾养血的中药何首乌、黄精、女贞子等治疗化疗引起的脱发等。

试论中风闭证

中风又称"卒中"，是临床常见的危急证候之一，以突然昏仆，不省人事，半身不遂，口眼㖞斜为特点；或不经昏仆，仅以半身不遂，口眼㖞斜，言语不利，偏身麻木为主要表现的一种疾病。本病多见于中老年人，临床上根据有无神志改变分为中经络和中脏腑，中经络病情较为轻浅，中脏腑病位深，病情最为危笃。

荣远明

中脏腑又分为闭证与脱证，闭证与脱证都属临床危急重症。荣远明教授认为，中脏腑之脱证以目合口开，手撒肢软，汗出肢冷，二便自遗，脉微欲绝为特征，乃元气大衰，阳气欲脱，阴精将竭，命在旦夕，一般难以救治。而闭证的发生，乃机体阴阳失衡，肝阳暴涨，风阳上扰，并有气血上苑，夹痰、夹火上冲，内闭于脑，滞于九窍，阻于经隧而成，其症虽危重，但患者正气尚存，若药中病机，仍有望好转而不留后遗症。因此治疗中风闭证关键在于把握住病机，辨明闭与脱，如《医宗必读》说："凡中风昏倒，先须顺气，然后治风……最要分别闭与脱二证明白。"临床常将闭证作为中风论治之关键证候。

明代李中梓云："凡中风昏倒……如牙关紧闭，两手握固，即是闭证。"明确指出了闭证的症状。闭证以邪实内闭为主，主要表现为卒然昏仆，不省人事，牙关紧闭，口噤不开，两手握固，言语不利，肢体强直，二便闭。临床常根据有无热象分为阳闭与阴闭。闭证之偏于风火者称为阳闭，偏于风痰者称为阴闭。阳闭者乃素体阴虚，阳热偏盛，灼津炼痰，再遇起居不慎或复加情志失调，肝风夹痰夹火，上蒙脑窍，内窜经络而发病，主要兼有面赤身热，唇舌红干，躁动不安，手足温热，舌苔黄腻，脉弦滑等表现，阳闭又有偏于风盛和偏于火盛的不同。阴闭者主要表现为面唇舌暗，静卧不烦，四肢不温，痰涎壅盛，舌苔白腻，脉沉滑缓，其发病机制为素体脾胃虚弱或年老体弱，气不化津，痰浊内生，加之生活起居不慎及情志不畅，引动痰湿，上犯于脑，蒙蔽清窍而成。

一、闭证的三大治法

无论阴闭还是阳闭，荣远明教授认为施以开降为成功之治，其治疗要点有三个方面：宜开、宜降、宜通。早期三种方法常常同时运用，晚期调理阴阳而善后。

开者有两个方面的含义：首先为开窍苏醒。因为诸窍闭塞，昏不知人，患者神志不清，病情危重，切不可久延，正如《素问·灵兰秘典论》云："心者，君主之官也，神明出焉……主明则下安……主不明则十二官危。"也就是说，患者神昏的深、浅、久、暂与诸脏器功能之维持，以及预后之良殆关系最为密切。张景岳在《景岳全书》论"非风诸证治法"中对"其有久之不醒，或牙关不能开者"用搐鼻法时云："有嚏者可治，无嚏者不可治。"由此可见，在开法之中，外治开窍法对临床很有指导价值，不仅是除闭的一个重要环节，也是测知预后的一个重要手段，如预测疾病的深浅，对刺激有反应者，是为病浅易治，反之，则为病深难治。

开者的另一个含义是开噤下药。《金匮翼》曰："卒然口噤目张，两手握固，痰壅气塞，无门下药，此为闭证。"在过去，口角紧闭，口噤不开，无法服药进行治疗，故需开噤。近代医疗手段多样，可插入胃管，以鼻饲下药。尽管如此，两者仍有密切关系，噤属窍之一门，窍开噤亦开，噤开又有助于窍开。总而言之，开者即为开关蠲闭，以通九窍而醒神明。窍开则内闭之状得以缓解，诸恙也随之缓解，生命可望有救。因此，开闭是为治疗闭证的第一步，

荣远明

也是较为关键的一步。偏于风火的阳闭之证宜辛凉开窍，偏于风痰的阴闭之证宜辛温开窍，两者治法不同，不得混淆。

降者，指降其冲逆，从而解除内闭。荣远明教授认为，闭证发生的根本原因在于肝阳暴涨，化火生风，上扰清空，因此治疗以潜阳镇逆为本，如清末张伯龙曰："苟能于乍病之时，急用潜阳镇逆之剂，抑降其气火之上浮，使气血不走于上，则脑不受其激动，而神经之功用可复。"近代张山雷也说："潜镇柔肝之治，收效亦最奇捷。"而风火上扰常常兼气血、夹痰浊而上逆，所以在镇逆的同时注意涤痰泄浊。阳闭有肝阳上亢，化风上扰，偏于风盛以及肝阳化火，火气上冲，偏于火盛的不同；阴闭主要是肝阳化风，夹痰浊上蒙，乃风痰为患。偏于肝风者，治疗以潜阳息风为主，佐以降火涤痰；偏于肝火者，治疗以清肝降火为主，佐以息风涤痰；缘于风痰为患者，治疗以息风豁痰为主，佐以镇降泄浊。

通者，指通其经络。因闭证发生之时，风阳痰火不仅上扰清空，亦横窜经脉，以致痰浊壅塞隧道，血运受阻，经脉受病，故见口眼㖞斜，语言不利，半身不遂。因此治疗上宜活血化瘀，搜风除痰，以通络道。

闭证有阴闭、阳闭之分，临床上根据闭证的不同，开、降、通三种方法的运用各有不同。

（一）阳闭治法

1. 开法　辛凉开窍。闭证主要表现为牙关紧闭，口噤不开，两手紧握，肢体强直，二便闭。阳闭偏于风盛者，更见肢体强痉或抽搐，其昏迷较为深沉，气粗痰鸣，或有身热烦躁，舌质红，苔黄腻，脉弦滑数。适宜用至宝丹，每次服1粒，日服1～2次；并可用竹沥水灌服（或经鼻饲注入），每次30～60mL，加入生姜汁3～5滴，日服2～3次。偏于火盛者，则兼见面赤气粗，鼾声大作，躁扰不安，或身热谵语，大便不通，唇舌红干，舌苔黄糙或糙黑，脉弦数有力。病情轻者可选用牛黄清心丸，每次服1丸，日服1～3次；严重者可用安宫牛黄丸，每次服1丸，日服1～2次，亦可服用竹沥水。除了以上方法外，还可选用外治方法多途径开窍，如用通关散搐鼻取嚏，开窍通关，以促其苏醒与开噤，每次搐入药末1～2分；并可选刺人中、合谷，必要时透劳宫，在中冲、十宣等穴放血，用泻法；或配合使用乌梅肉擦牙，以促其开噤，当然借助于西医学手段，目前多用鼻饲给药以促开噤，少用揩齿法。

2. 降法　偏于肝风盛者，治以潜阳息风，降火涤痰。方剂选用羚羊角汤，可去柴胡、薄荷等升散之品，加石菖蒲、远志、天竺黄之类，以化痰开窍；或用建瓴汤加羚羊角、夏枯草、石菖蒲之类潜降开窍药；亦可用羚羊钩藤汤或石决钩藤饮等化裁治疗。偏于火盛者，治以清肝泻火，息风涤痰。方剂选用龙胆泻肝汤或当归龙荟丸之类，可加羚羊角、石决明、天竺黄、胆南星、石菖蒲之类息风化痰开窍药，去泽泻、车前子、柴胡、甘草、木香等利水升燥之品；若痰火太甚，可加滚痰丸。值得注意的是，以上诸方均为苦寒直折之品，火势退减即应更方，不可久用，否则容易伤正。

荣远明

3. **通法**　指的是用活血化瘀、搜风除痰的方法以通络道。临床可选用牛膝、桃仁、红花、牡丹皮、赤芍、三七等，以活血化瘀；选用全蝎、地龙、天竺黄、蜈蚣、僵蚕、蝉蜕、远志等，以搜风除痰通络。若肢体强直拘急者，可选配宽筋藤、白芍、木瓜、地龙等，以舒筋活络。

4. **调治**　闭证经上述治疗后，诸恙得以渐渐恢复，这时神志已清，㖞僻不遂渐复，即应着手调治阴阳，治疗上要随即递减清降药量，递增滋阴潜阳、活络强壮之品，以善其后，这也是疾病后期惯用的方法，如临床用方常选镇肝熄风汤、建瓴汤或六味地黄汤之类加减。阳闭者，若阳亢仍较明显而阴不足，当滋阴潜阳，佐以强壮筋骨，可用天麻钩藤饮。强壮筋骨者，常选加牛膝、续断、鹿筋、杜仲、桑寄生、虎骨、豹骨等。

（二）阴闭治法

对于闭证中的阴闭，荣远明教授在上述治疗闭证的三大治法的前提下，又有相应的治法。

1. **开窍法**　辛温开窍。由于阴闭的发生除具有卒仆昏迷，两手握固，牙关紧闭等闭证共有症外，还常常出现面白唇紫，静卧不烦，痰涎壅盛，四肢欠温，舌苔白腻，脉弦滑或沉滑。治疗上可选用苏合香丸辛香解郁开窍，1粒开水冲服，亦可配合猴枣散3分冲服，或者配合使用竹沥30mL加生姜汁10滴，开水冲服，均日服1～2次，可灌服，最好插胃管从鼻饲注入。另外在临床上还可配合外治法开窍，可用通关散或生半夏末搐鼻通关，或应用针刺方法，如针刺人中、中冲、合谷加取丰隆等穴。

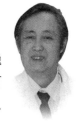

2.**降法**　熄风豁痰，降逆泄浊。可选用导痰汤，杜绝阴闭发生的根源；若痰浊化热，则改用温胆汤。两方均可选加天麻、钩藤、石决明、珍珠母、僵蚕、全蝎、石菖蒲、远志等息风潜降、化痰通窍，以提高疗效。

3.**通法**　可参考阳闭的治疗。同样给予活血化瘀、搜风除痰以通络道的治法，可选用桃仁、红花、牡丹皮、赤芍、三七等，以活血化瘀；选用全蝎、僵蚕、地龙、蜈蚣、蝉蜕、天竺黄、远志等，以搜风除痰通络；若肢体强直拘急者，可选配宽筋藤、白芍、木瓜、地龙等，以舒筋活络。

4.**调治**　神识既清，喝僻不遂渐复，即当调理。阴闭者乃痰浊横生，脾运不足，故其治法可分两步，先宜健脾化痰，佐以强壮，继而养阴潜降治其根本。初始健脾化痰，息风通络，佐以强壮之品，方可选用六君子汤或大秦艽汤加减。若脾运已复，痰浊已化，络道渐通，诸恙趋于恢复，则注意应当不忘其阴虚阳亢、肝风夹痰上扰之病根，视病情继续给予滋阴潜阳，佐以强壮的治法，以善其后巩固治疗。

二、闭证的临证要点

治疗中风闭证的成败，关键在于辨明闭与脱。风阳痰火内闭，属闭证，施以开降，是为成功之治。但临证时还要把握以下几点：

1.**警惕闭证转脱证**　闭证乃风阳痰火兼并气血上冲于脑而内闭，此时血苑于上，阴多亏于下。正常人体的阴阳应维持动态平衡，阴阳是互根的，阳亢者则多有阴亏体质，

荣远明

203

阳闭之极，耗阴益甚，阴不足以敛阳，则可有阳越之势，故阳闭之证难免兼有脱象，治闭之际，当随时不忘脱证，一旦闭证兼脱，不可一味开降，当于开闭之中配伍固脱之辈，清降之时参予摄纳之品。如不当即固摄，则阳气乘开势而浮越，随清降而耗散，闭转成脱，阴竭阳散则危在旦夕。这在古籍上也有记载，如《太平惠民和剂局方》中至宝丹用人参汤化服，即在开窍之中寓有益气固本之意，《医学衷中参西录》建瓴汤、镇肝熄风汤等，善用龙骨、牡蛎、赭石，即在镇潜之中寓有摄纳，两者皆为治闭防脱而设。

当然一旦出现脱证，治疗较为棘手，此时也多以大剂量红参或参附汤灌服或鼻饲，并可选用参附注射液静滴以回阳救逆。

2. 开、通、降三法并用　卒中成闭，患者多伴有言语不利，喎僻不遂，虽医治回生，也常有瘫痪后遗，造成终生残疾。荣远明教授认为，这多为卒中之初只顾及开降救危，忽视经络受病之害，待逾月之后，痰浊瘀血凝聚经隧，再行治疗，则坚固难复而留有肢酸不用等后遗之症，甚至终生残疾，患者虽然保住性命，却痛楚难熬，生活质量大大下降。因此，荣远明教授特别强调在疾病的开始就施以通法，即于开窍、潜降方药之中杂以活血化瘀、搜风通络之品，活血化瘀可选用桃仁、红花、牡丹皮、赤芍、三七、牛膝之类；搜风除痰通络可选用全蝎、僵蚕、地龙、蜈蚣、蝉衣、天竺黄、远志之类；肢体强直拘急者，可选配宽筋藤、白芍、木瓜、地龙等，以舒筋活络。而这当中以选用虫类药物为佳，盖因此法既无升散助阳之弊，又能走窜疏通全身经隧，非但无碍，且有利于开降。

总之闭证治疗，开、降、通三法同用，对于机体大有裨益，"神明得以启复，内闭得以解除，经络得以疏通"，患者言语不利、喝僻不遂自然随之而解，也就不留后遗症矣！临床每每能达事半功倍的效果。可见，闭证虽然病情急重，但临床上只要掌握了其发病机理和要点，就如同战场上用兵一样，治疗时同样能做到临危不乱，有条理，有步骤。

1964 年荣远明教授曾治疗一例 78 岁高龄的中风闭证偏于火盛患者，用羚羊角汤加减：羚羊角 1.5g（磨汁兑服），生石决明 30g，赭石 30g，龟甲 24g（上三味均打碎先煎），生地黄 24g，牡丹皮 9g，夏枯草 9g，地龙 10g，石菖蒲 6g，天竺黄 10g，牛膝 15g，赤芍 12g。每日 1 剂，水煎，分两次鼻饲，并配合鼻饲服安宫牛黄丸，每日 1 丸。3 日而神志清醒并能言语，但语言謇涩不清，患肢能动弹，但酸麻无力。继后递减开降之品，递增柔肝强壮筋骨之品。17 天后中风诸恙渐平，能言能行。后将此法应用于临床，收治中风闭证六例，多于旬月之间获效。此后沿用此法均效。

治疗血尿把握四要

血尿，临床证候有虚实两类。实证多为尿血鲜红、紫红，或黯红有块、量多，发病急，病程短，常表现为下焦湿热、心火下移、热入营血、瘀血阻滞等类型。虚证多见

荣远明

尿血淡红、量少（或见暴脱量多），发病缓，病程长，常表现为阴虚火旺、脾肾亏虚等证型。临床上以热在下焦、络损血溢为多见。久病不愈，或劳伤过度、耗伤气阴者，则表现为阴虚火旺、脾肾亏虚之证。此外，热盛煎熬，或久病气机阻滞，均可导致瘀滞之证，或夹瘀之候。故治疗血尿当把握治火、治气、治瘀、治因四要。

在治火方面，荣远明教授常用自拟的加减地黄汤（生地黄、牡丹皮、赤芍、茜草根、栀子、白茅根）为基本方，治疗各种火热证之出血，取得较好的疗效，以其清热泻火，凉血止血，兼能祛瘀利尿，养阴生津。

治气，有脾气、肾气之别。脾气亏虚无力摄血者，常用补中益气汤加阿胶、三七末。气虚血脱，出血量多者，则用人参、黄芪炖汤送服三七末。危重者，配合应用人参针、生脉针（或参麦针）、参附针、仙鹤草针等注射液，并适当输血。肾虚不固者，常用参芪地黄汤加鹿角霜、补骨脂、赤石脂，以益气固肾。

治瘀，有诸症夹瘀者，有气滞血瘀者。诸症夹瘀，宜在辨证用药的基础上选加一两味祛瘀止血之品，如三七、蒲黄、茜草根、牡丹皮、大蓟、小蓟、花蕊石、血余炭之类。气滞血瘀，多为久病患者，或反复血尿者，常伴见正气虚弱之候，此时，当先攻后补，以行气化瘀为先。瘀血阻滞者，当攻逐瘀积，因瘀血不去，新血不生，出血不止，正气益伤。对于瘀滞较轻者，常选桃红四物汤加琥珀、花蕊石治之；瘀滞较重者，用桃核承气汤加牛膝、琥珀，以祛瘀止血。若气血亏虚较甚者，可适加人参、黄芪、当归、

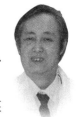

白芍之类，以益气养血，扶助正气；若正虚不支，则攻补兼施。

治因，凡外感、内伤、饮食、药品、中毒以及其他疾病等，累及肾与膀胱，损伤脉络，均可导致血尿，当审证求因，审因论治。

滋阴补肾治疗艾滋病发热举隅

艾滋病（AIDS）在人群中是谈虎色变的疾病，它是由人类免疫缺陷病毒传染所引起的一种获得性免疫缺陷综合征，常有发热、咳嗽、气喘、泄泻、消瘦、乏力、盗汗、全身淋巴结肿大等症，治疗相当棘手。荣远明教授常用滋阴补肾法治疗艾滋病发热。

例1：患者，男，51岁，2004年6月2日初诊。

长期发热3个多月未退，多为午后或晚上高热。身体消瘦，小便频数，半小时1次，步履不坚，不耐久行，精神困倦，口干咽燥，盗汗，舌黯红，苔少，脉细软弦数。B超：肝脾肿大；化验：抗HIV抗体阳性。就诊时体温38.0℃，昨天下午体温曾达到39.8℃。查问病史，常到泰国等东南亚国家做生意，否认有不正当性关系。曾在泰国感冒，打过针。现病曾经两家医院诊治无效。治拟滋阴补肾，行血化瘀，清热润燥。方用大补阴丸合清骨散加减。

处方：生地黄25g，龟甲25g（打碎，先煎），知母15g，黄柏15g，丹参25g，莪术15g，青蒿30g，地骨皮

荣远明

15g，银柴胡 15g，秦艽 15g，胡黄连 15g，鳖甲 25g（打碎，先煎）。3 剂，每日 1 剂，水煎服。

二诊：早上体温 37.8℃，昨天下午体温 39.3℃，余症同前，舌脉亦同上诊。治拟上方加黄芩 15g，地骨皮 30g，再进 3 剂。

三诊：早上体温 36.5℃，昨天下午体温 37.3℃，口干咽燥、盗汗、小便频数等症明显减轻，余症同前诊，舌稍黯红，苔薄白，脉细软稍弦数。治拟滋补肝肾，活血化瘀，软坚散结，清理余热，仍以上方加减：生地黄 25g，龟甲 25g（打碎，先煎），知母 15g，黄柏 15g，丹参 25g，莪术 15g，青蒿 15g，地骨皮 15g，鳖甲 25g（打碎，先煎），益智仁 25g，浮小麦 30g，乌药 12g，7 剂。

四诊：药后未见发热，咽干、盗汗、小便频数已缓，唯身体瘦弱，乏力，不耐久行，肝脾肿大依然如故，舌淡黯，苔薄白，脉细软稍弦。治拟益气养阴，活血软坚，参麦地黄汤加减：太子参 30g，麦冬 15g，生地黄 25g，山药 25g，山茱萸 12g，丹参 25g，莪术 15g，牡丹皮 10g，龟甲 25g（打碎，先煎），鳖甲 25g（打碎，先煎），7 剂。1 个月后其家人来说病情稳定，一直未再发热。整个治疗过程一直未用其他抗 HIV 病毒药物。

例 2：患者，男，52 岁，2004 年 3 月 8 日初诊。

发热月余未退，曾住两家医院，用西药治疗未效，午后或夜间发热，口干，身瘦，乏力，盗汗，舌黯红，少苔，脉细稍弦数。抗 HIV 抗体阳性。现体温 38.3℃，前几天下午体温最高达 39.9℃。查问病史：常到越南做生意，曾在

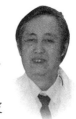

越南感冒打过针。否认有不正常男女关系。治拟滋阴补肾，清热除蒸，方拟六味地黄汤合清骨散加减。

处方：生地黄 25g，山药 25g，山茱萸 12g，牡丹皮 15g，青蒿 30g，地骨皮 30g，银柴胡 15g，胡黄连 15g，知母 15g，秦艽 15g，鳖甲 25g（打碎，先煎）。3 剂，每日 1 剂，水煎服。

二诊：早上体温 36.3℃，昨天下午体温 37.7℃，余症均减，舌黯红，苔薄白，脉细略弦数。

处方：生地黄 25g，山药 25g，山茱萸 12g，牡丹皮 15g，青蒿 15g，地骨皮 15g，银柴胡 15g，秦艽 15g，鳖甲 25g（打碎，先煎），浮小麦 30g，7 剂。

三诊：热退，身凉，盗汗亦止，唯身瘦、乏力等症未愈。舌稍黯红，苔薄白，脉细软略弦。治拟益气养阴，参芪地黄汤加减：太子参 30g，黄芪 30g，生地黄 25g，山药 25g，山茱萸 12g，牡丹皮 12g，茯苓 10g，川杜仲 15g，7 剂。两个月后其家人来诊，诉其身体渐好，发热未复发，已出差去越南了。该例自始至终均为纯中医治疗。

按语：

对于 AIDS 患者，发热是常见的症状之一，可以由多种感染引起。荣远明教授认为，艾滋病发热是肾虚邪袭的结果。肾为先天之本，也是脏腑阴阳之本，藏先天之精，精生髓，骨藏髓，髓养骨，髓又充实滋养于脑，故骨、髓、脑都依赖肾精的滋养方能维持正常的生理功能。性混乱、色欲过度、吸毒、静脉药瘾、酗酒等，使人失去了自行控制、自行调节的正常生活和思维能力，其精气闭藏机制严重破坏，肾精流失，髓、脑、骨正常功能不能维系。现代研究证实，人类的免疫活性细胞 T 淋巴细胞和 B 淋巴细胞均来自于骨髓的未分化（初级）多能干细胞（CFU-L-M），然后分化成淋巴性干细胞。其中一部分经血流进入中枢性淋巴器官（胸腺），在胸腺素的作用下，先在皮质区分化与增殖，然后进入髓质区，发育为成熟的 T 淋巴细胞，发挥细胞免疫作用。肾虚精亏会直接影响脑和髓而引起免疫功能低下，艾滋病病毒乘虚侵入肾虚者体内，即《素问·评热病论》所谓"邪之所凑，其气必虚"是也。而艾滋病免疫发病机制已阐明，HIV 有选择性地直接感染 T_4 淋巴细胞，通过与 T_4 淋巴细胞上的 CD_4 受体结合，进入细胞内，复制其病毒基因，导致细胞破坏，T_4 细胞数减少，造成严重免疫缺陷而产生一系列虚证，继发多种感染而出现发热症状。从两例病例来看，长期奔波劳累，到过艾滋病高发区，HIV 抗体阳性，长期发热不退，且都是午后或夜间高热，身瘦乏力，盗汗，例 1 还有小便频数，两例患者舌黯红，苔少，脉细软弦数，故都属于肾虚邪袭，久致阴虚生内热。例 1 阴虚火旺明显，故选用大补阴丸，用生地黄易熟地黄以滋阴清热；龟板滋阴潜阳；黄柏、知母既能坚阴，又能平相火，对其阴虚火旺有利；加丹参、莪术以活血化瘀，治其肝脾肿大。例 2 阴虚火旺稍轻，选用六味地黄丸，生地黄易熟地黄之腻，生地黄尚可滋阴清热；山药健脾补肾；山茱萸酸涩微温，补肝肾而止汗；牡丹皮清血热，治劳热骨蒸；泽泻、茯苓无用其泻湿浊之力，故去之。两例均合用清骨散，清骨散能清热养阴，是治疗阴虚发热的代表方，其青蒿、地骨皮、银柴胡、胡黄连清热除蒸，秦艽解肌退热，知母、鳖甲滋阴清热，甘草和药，通常不用，与补肾方药合用，能补能清，可退其热矣。

荣远明

年　谱

1963 年 7 月作为优秀毕业生留校，从事中医临床、教学和科研工作。

1963 年 11 月参加广西壮族自治区生产救灾工作队，在广西壮族自治区来宾市"棺材救人"，被当地群众视为具有起死回生之术的神医。

1980 年主持"泻痢 I 号～IV 号的临床观察及实验研究"课题，获广西壮族自治区科学技术协会二等奖。

1982 年当选为首届中华全国中医学会内科学会委员。

1984 年合编由上海科学技术出版社出版的《中医多选题库》中医内科分册《中医内科学多选题评述》一书，获北方十省市科技优秀图书一等奖。

1986 年编审《全国名老中医临床治验及妙方集锦》，获广西科技情报系统科技情报成果奖。

1986 年《用中药刘寄奴治疗急性细菌性痢疾 34 例》《浅谈中风闭证的治疗》《高热、休克的中医治疗近况》等论文获南宁市科学技术协会优秀学术论文二等奖。

1987 年应邀参加国家中医药管理局组织的全国高热急症协作攻关组，参与制定全国南方高热急症攻关方案，牵头本省协作攻关工作。

1987 年被聘为《广西医学》杂志编委、《广西中医药》杂志常务编委。

1988 年获国家中医药管理局高热急症组协作攻关"成绩优异奖"。

1988 年任《实用中医学》副主编，该书由广西科学技术出版社出版。

1989 年任《广西乡村医生中西医学复习考试题解》副主编，该书由广西民族出版社出版。

　　1989 年任广西南宁市中医药学会副理事长。

　　1990 年当选为中华中医学会内科分会第一届热病专业委员会委员。

　　1990 年被南宁市科学技术协会评为"市学会活动积极分子"。

　　1992 年获国家中医药管理局颁发的"中医急症工作成绩突出奖"，被评为"全国中医急症工作先进集体"及"全国中医急症工作先进个人"。

　　1992 年晋升为中医内科教授、主任医师。

　　1992 年《血府逐瘀汤治疗疑难杂证举隅》论文被评为首届中医药古籍文献学术研讨会优秀论文。

　　1992 年当选为第二届中华全国中医痹病专业委员会委员。

　　1992 年《辨证治疗发热症 300 例临床观察与体会》被评为广西中医药学会优秀论文。

　　1993 年任广西中医学院中医内科教研室主任。

　　1995 年赴新加坡讲学行医，救治了不少疑难杂症患者，弘扬了中医学。

　　1995 年被聘为中国中医药学会风湿病学会委员。

　　1996 年任广西中医学院第二附属医院内科教研室副主任、大内科副主任。

　　1998 年《暴聋治验》《辨证治疗外感发热症》等论文被《中国中医药优秀学术成果文库·中华名医专家创新大典》

荣远明

专家评委会评为优秀学术论文，并收录其中。

1999 年受聘为广西中医学院第二附属医院国医堂坐堂专家。

2001 年被国际名人交流中心评为世界杰出人士，并收录于其著作《创造世界的人》第二卷。

2002 年被国家卫生部评为全国名老中医，第三批全国老中医药专家学术经验继承工作指导老师。

2006 年聘为广西中医学院中医内科学学术带头人。

2008 年在全国老中医药专家学术经验继承工作中获广西优秀指导老师奖。

2008 年聘为广西中医药学会中医内科专业委员会学术顾问。

2012 年被评为"桂派中医大师"。